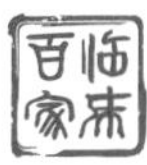

中国医学临床百家·病例精解

山西医科大学第二医院

皮肤性病科 病例精解

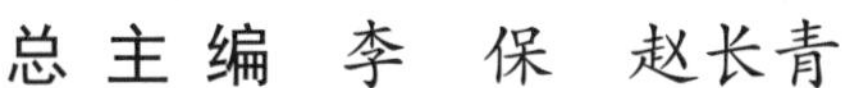

总主编 李 保 赵长青

主 编 冯文莉

副主编 马 彦 王艳青 王 艳 冀 英

编 委（按姓氏笔画排序）

吕晓武 乔祖莎 刘建荣 杨 静

吴 媛 张 丽 贾晓强 奚志琴

科学技术文献出版社

SCIENTIFIC AND TECHNICAL DOCUMENTATION PRESS

·北京·

图书在版编目（CIP）数据

山西医科大学第二医院皮肤性病科病例精解 / 冯文莉主编. —北京：科学技术文献出版社，2021.12

ISBN 978-7-5189-7792-5

Ⅰ.①山… Ⅱ.①冯… Ⅲ.①皮肤病—病案—分析 ②性病—病案—分析 Ⅳ.①R75

中国版本图书馆 CIP 数据核字（2021）第 063755 号

山西医科大学第二医院皮肤性病科病例精解

策划编辑：胡 丹　责任编辑：胡 丹 张博冲　责任校对：文 浩　责任出版：张志平

出 版 者　科学技术文献出版社
地　　址　北京市复兴路15号　邮编　100038
编 务 部　（010）58882938，58882087（传真）
发 行 部　（010）58882868，58882870（传真）
邮 购 部　（010）58882873
官方网址　www.stdp.com.cn
发 行 者　科学技术文献出版社发行　全国各地新华书店经销
印 刷 者　北京地大彩印有限公司
版　　次　2021 年 12 月第 1 版　2021 年 12 月第 1 次印刷
开　　本　787×1092　1/16
字　　数　149千
印　　张　13
书　　号　ISBN 978-7-5189-7792-5
定　　价　108.00元

序

医疗技术的突飞猛进和交叉融合给健康带来了福音，大数据和人工智能的开发利用把医疗技术推向一个以往难以企及，但如今却可能成为现实的时代。随着这些新理念、新技术的落地，医疗健康日益受到人们的重视。毋庸置疑，所有这些技术都是借助医务人员的智慧与汗水，通过一个个具体的案例完成的。如果能把这些案例加以归类、总结、提炼和升华，那么这些案例将不再仅仅是存在于医院病案室的档案，而是可以借助出版平台进一步传播，让更多的临床医师快速掌握疾病的诊疗思路、提高诊疗水平的阶梯。如此，原本局限于某家医院某个科室的一个案例，完全有可能通过多层次大范围的链接，延伸为可供临床借鉴和参考的范例，最大限度地发挥其示范效应，最终使患者获得最大的受益，即临床治疗的效果。这一实践也正好符合分级诊疗和医疗资源下沉的顶层设计。

随着诊疗技术的发展和对疾病诊疗精准化的要求越来越高，专业的划分也越来越细，因此一本书中难以包罗万象。我们以丛书的形式，将临床多个学科的案例进行分门别类的梳理，以便最大限度地展示相关学科精彩纷呈的工作。阅读这套丛书，读者会从另一个侧面感受到医务人员鲜为人知的故事，如为了开展一项新技术，如何呕心沥血，千里迢迢甚至远涉重洋，学习交流取经；为了治疗一种复杂疾病，如何组织多学科协作公关等。有时风平浪静，有时惊涛骇浪，无论遇到什么情况，作为实施医疗工作的一线人员，总是犹如千里走单骑，又犹如弹奏钢琴曲，可谓剑胆琴心。

这套丛书的一个亮点是按照病历摘要、病例分析和点评的编排体系，把每个病例按照临床实践中三级医师负责制的实际工作场景真实地予以再现，从中可以看到专业理论、医疗技术、临床思维有机结合的精彩画面。这样编排的好处是有利于临床医师和有一定文化背景的非专业人士，对某一疾病透过现象看本质，从疾病的主诉入手，利用现有的和可以进一步检查得到的资料，由浅入深，由此及彼，最终获得规律性的素材，据此抽丝剥茧，通过逻辑推断，获得正确的认识和结论，即临床诊断；接下来进行相关的个性化治疗，为广大患者造福。可以毫不夸张地讲，疾病诊断和治疗的过程有时候丝毫不亚于福尔摩斯对复杂案例的侦探和破解。

值此山西医科大学第二医院百年华诞之际，我们策划出版《山西医科大学第二医院病例精解》系列丛书，通过病例这个媒介，记录下我们医院百年来各科室的优秀学术思想和成果。如果把一个个的案例比作鲜花丛中的一朵朵蓓蕾的话，那么该系列丛书必将喷薄出醉人的芳香，将为实现人人健康、全民健康、全程健康的顶层设计做出贡献。

李保靖

二〇一九年一月十九日

前 言

皮肤是人体最大的器官，与其相关的疾病种类繁多，目前已达3000余种。皮肤疾病的病因和发病机制较为复杂，临床症状具有多样性，在疾病的不同时期及不同的部位，皮损形态也有着不同的表现，甚至可能是某些系统性疾病的皮肤表现，因此仅依靠肉眼直接准确的做出正确的诊断存在一定难度。近年来，皮肤组织病理检查逐渐普及，虽然提高了皮肤性病科临床医师诊断疾病的准确性，却因具有创伤性的操作而不被部分患者接受。皮肤镜作为皮肤疾病的辅助诊断技术目前有了飞速发展，使皮肤性病科医师可以较为准确、客观的透过表层看深层、透过表皮看真皮，进一步提高了疾病诊断的无创性及准确性。

山西医科大学第二医院皮肤性病科是山西省皮肤科学的发源地，也是山西省重点学科。自学科成立以来，在广大患者中一直具有良好的声誉和口碑。科室拥有一个病原微生物及免疫学实验室，开展性病病原体、真菌镜检、培养及菌种鉴定等工作30余年，皮肤组织病理诊断10余年，皮肤镜检查近5年，积累了丰富的临床病例素材。借此次机会，我们将近年来我科诊治的部分典型或少见病例进行了整理，从病史、临床表现、辅助检查、诊断、治疗逐步深入，并加入相应的病理图片和皮肤镜检查资料，高级职称医师给予病例分析及点评，旨在帮助基层皮肤性病科医师或皮肤性病科住院医师、主治医师等建立正确的诊断思路，避免误诊误治。

《山西医科大学第二医院皮肤性病科病例精解》是皮肤性病科全体医、技、护人员共同辛勤工作的结晶，衷心感谢全科医务人员多年来的不懈努力和无私奉献！在本书的编写、校对过程中，马彦、王艳青、王艳、冀英及所有编委们做出了很大的贡献，以及我科其他工作人员（张荣丽、张瑾宇、马玉、岑雯、段美清及高燕等）在病例诊治过程也做出了贡献，在此一并感谢！

本书受各方面条件的限制，仍存在很多的不足之处，敬请大家批评指正！

目 录

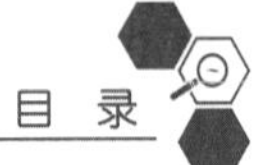

第一章 感染性皮肤病

001　以脂膜炎为临床表现的原发性皮肤隐球菌病 1 例

病历摘要

患者，男性，60 岁，因“膜性肾病 2 余年，四肢多发性硬红斑 3 个月，加重 10 天”于 2016 年 9 月 26 日入院。

[现病史]　患者 2014 年 4 月在本院肾穿刺活检确诊为“膜性肾病”，长期系统服用糖皮质激素和免疫抑制剂。5 个月前双大腿内侧出现淡红色斑块，考虑为“软组织感染”，给予抗感染、局部湿敷后好转。3 个月前在激素减量过程中，双下肢水肿，双大腿内侧硬红斑加重，予依沙吖啶局部湿敷，青霉素 400 万 IU 静脉注射，2 次 / 天，

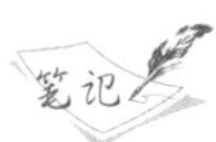

连用6天症状减轻，后经多科会诊考虑“皮质类固醇激素后脂膜炎”的可能性大，因其治疗原则与肾病治疗一致，遂以控制“膜性肾病”为主，未行皮肤病理活检，肾病稳定后出院。2016年9月16日硬红斑再次扩大，从双大腿内侧逐渐扩大到双小腿内侧、双足踝、双前臂屈侧及右季肋区，表面无破溃，触之皮温高，压痛明显，偶伴瘙痒。当地医院予青霉素治疗8天，无明显好转，遂入住我科，门诊初步诊断为“脂膜炎？局限性硬皮病？”，建议行皮肤组织病理活检。

[既往史] 下肢动脉硬化症，否认外伤史，否认接触鸽子史，有养鸡史，家族中无遗传病及类似病史。

[体格检查] 体温36.5 ℃，精神欠佳，神志清楚，发病后无头痛及精神异常症状，无咳嗽、咳痰病史，肾区无叩痛，余各系统检查未见异常。

[皮肤科检查] 颜面及双眼睑水肿，双下肢、足背部轻度凹陷性水肿；双下肢内侧、双前臂掌侧、右季肋部可见多发大小不一的淡红色斑块，边界不清，表面无破溃，无渗出，少许脱屑，触之皮温高，质硬，压之褪色，压痛明显（图1-1）。

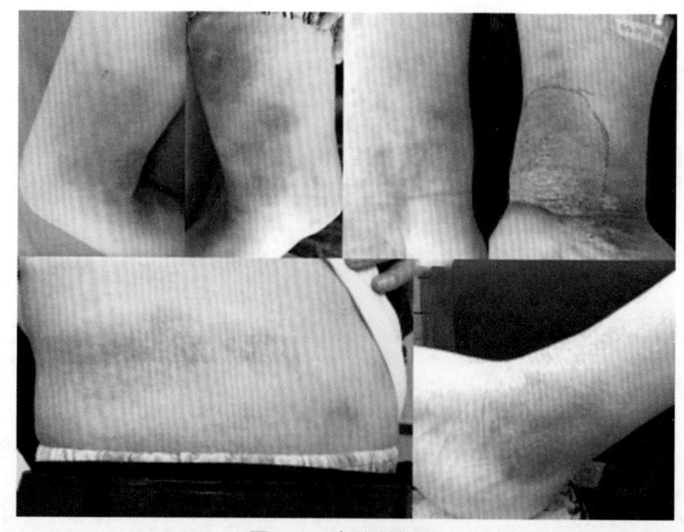

图1-1 皮肤科检查

［辅助检查］ 血常规：白细胞数 12.06 × 10^9/L，血红蛋白浓度 87.00 g/L，血小板数 420.00 × 10^9/L，中性粒细胞绝对值 8.71 × 10^9/L。红细胞沉降率 96.00 mm/h，C- 反应蛋白 33.10 mg/L。尿常规：潜血（++），蛋白质（+++），镜检白细胞 12 ～ 15 个 /HP。24 小时尿总量 2400 mL，尿蛋白 0.53 g/L，尿蛋白定量 2.808 g/24 h，尿免疫球蛋白 κ 型轻链 83.6 g/L，免疫球蛋白 λ 型轻链 83.6 g/L。κ/ λ 值为 1.607。尿红细胞位相、多肿瘤标志物、血管炎相关化验、抗核抗体未见明显异常。生化：白蛋白 17.9 g/L，球蛋白 23.20 g/L，糖 3.51 mmol/L，β_2- 微球蛋白 3.35 mg/L，钠 134.00 mmol/L，钙 1.83 mmol/L，余未见明显异常。术前免疫、便常规、凝血、免疫球蛋白、血培养均未见明显异常。G 试验结果：<10 pg/mL，血清隐球菌抗原检测（胶体金法）阴性。皮肤软组织彩超：双大腿内侧皮下脂肪组织增厚伴皮下脂肪组织间隙少量积液。双下肢静脉彩超未见异常。取左下肢内侧皮损行组织病理检查，显示皮肤角化过度，表皮变薄，表皮突消失，基底色素增加，真皮及皮下组织可见炎症细胞浸润，脂肪间隔增宽，可见类酵母菌（图 1-2A、图 1-2B），建议病理科会诊并进行 PAS 染色。病理会诊结果：表皮无显著改变，真皮及皮下脂肪组织间可见多量组织细胞反应（免疫组化结果 CD68+，S100–）及少量淋巴细胞、中性粒细胞。特殊染色结果：PAS 染色显示组织细胞及间质可见紫红色圆形孢子（图 1-2C）；六胺银染色示组织细胞及间质可见大量棕色厚壁孢子（图 1-2D），病理考虑皮肤隐球菌病。伤口分泌物病原学检查：涂片结果示革兰染色可见圆形真菌孢子，着色不均，高度怀疑隐球菌。分泌物培养加药敏：培养显示新生隐球菌，药物敏感试验显示 5- 氟胞嘧啶≤ 4，敏感；两性霉素 B ≤ 0.5，敏感；氟康唑 2.0，敏感；伊曲康唑 0.25，敏感；伏立康唑 0.125，敏感。胸部 CT 未见异常。因患者无中枢神经系统症状，未行脑脊液检查。皮损真菌培养：

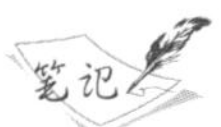

37 ℃改良沙氏培养基上第 3 天长出酵母样菌落，墨汁染色涂片镜下见圆形、卵圆形双层厚壁孢子，外有透亮的荚膜，菌种经 MALDI-TOF 鉴定为新生隐球菌 Grubii 变种。

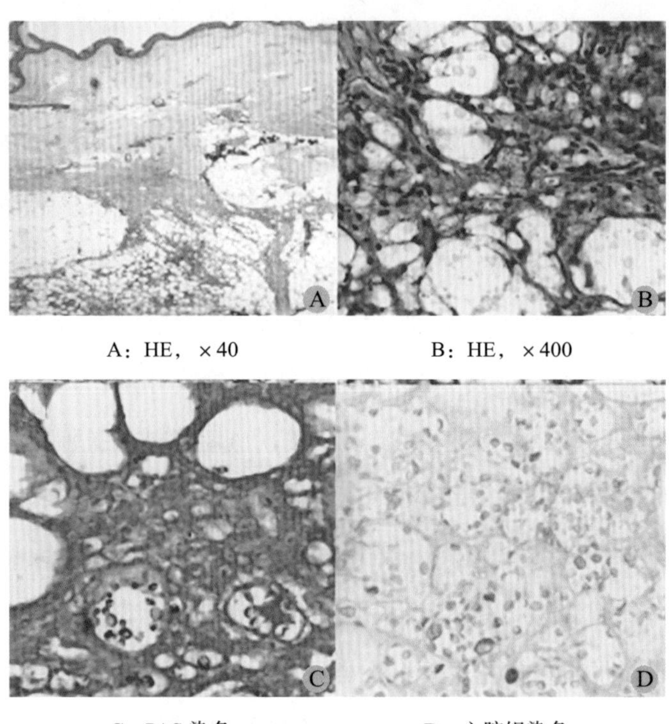

A：HE，×40　　B：HE，×400

C：PAS 染色　　D：六胺银染色

图 1-2　皮肤组织病理

[诊断]　原发性皮肤隐球菌病。

[治疗]　予氟康唑注射液 400 mg，1 次 / 天，静脉注射 3 周，硬红斑范围缩小，疼痛缓解。出院后改为伊曲康唑胶囊 200 mg，2 次 / 天牛奶送服，嘱患者定期复查肝肾功能。1 个月后门诊复查显示皮损明显好转，3 个月后复查皮损已基本痊愈。

病例分析

新生隐球菌是一种重要的机会性病原真菌，广泛分布于自然界，

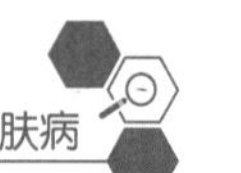

可从土壤、朽木、水果及蔬菜等中分离。皮肤隐球菌感染占隐球菌感染的 10% ～ 15%，可分为原发感染和继发感染，大部分为继发感染多由肺隐球菌病播散引起，原发感染少见。隐球菌可以使免疫功能正常或受损的人患病，原发性皮肤隐球菌病则主要发生于免疫功能受损的患者。Ogami 等研究肾病综合征患者长期系统使用皮质类固醇和免疫抑制剂，可引起 $CD4^{+}$T 细胞计数下降，细胞免疫反应减低。本例患者因长期系统使用皮质类固醇激素和免疫抑制剂使机体免疫力下降、皮肤变薄，在潮湿及易摩擦处皮肤形成微小创口；且患者长期生活在农村，曾有养鸡史，卫生条件相对较差，受损皮肤可能接触含有隐球菌的物质，如鸟粪、灰尘等，引起感染。

本例患者以周身多发硬红斑就诊，表面无破溃，压之褪色，压痛明显，无隐球菌病常见皮损表现，多次诊断为脂膜炎。组织病理改变与脂膜炎病理改变相似，特殊染色（PAS）结果可见大量隐球菌。患者胸部 CT 检查未见异常，血培养结果阴性，无咳嗽、头痛、精神状态改变及神经系统症状，经氟康唑治疗后明显好转，确诊为原发性隐球菌病。

病例点评

皮肤隐球菌病皮损呈非特异性和多形性，包括丘疹、结节、斑块、水疱、紫癜、溃疡、瘘管、脓肿、疣状或乳头瘤样增生，或类似于其他皮肤病的损害，如传染性软疣、血管炎、蜂窝织炎、基底细胞癌、Kaposi 肉瘤、Kaposi 水痘样疹、水痘、非结核性杆菌病、化脓性指头炎、坏疽性脓皮病、红皮病、雅司病及树胶肿。Tabassum 等报道原发性皮肤隐球菌最常见的皮损表现类似蜂窝织炎、溃疡或急性化脓性感染，而类似于脂膜炎的皮损很少见，Reddy 等总结 2015 年至今实体

器官移植受体者隐球菌性脂膜炎的报道只有 14 例。本例患者以脂膜炎为临床表现，此类皮肤隐球菌病较罕见，又因病理损害与脂膜炎病理表现相似，若不做特殊染色及组织培养，极易误诊。脂膜炎不是特异的疾病，而是非特异的皮下脂肪组织炎症，可以是多种疾病的皮肤表现。所以在临床工作中，对于免疫抑制患者的皮损表现，在用抗菌药物经验性治疗的同时建议对皮损进行组织病理活检加培养，尽早确诊，以免延误病情。

参考文献

1. LIU Y，QUNPENG H，SHUTIAN X，et al. Fatal primary cutaneous cryptococcosis：case report and review of published literature. Ir J Med Sci，2016，185（4）：959-963.
2. 王端礼 . 医学真菌学：实验室检验指南 . 北京：人民卫生出版社，2005：216.
3. DU L，YANG Y，GU J，et al. Systemic review of published reports on primary cutaneous cryptococcosis in immunocompetent patients. Mycopathologia，2015，180（1-2）：19-25.
4. OSORIO I V，GARCIA-RODINO S，RODRIGUEZ-RODRIGUEZ M，et al. Primary cutaneous cryptococcosis in an immunocompetent patient. Dermatology Online J，2016，22（5）：288-291.
5. SMITH F L，MERCURIO M G，POLIGONE B. Primary cutaneous cryptococcosis presenting as an extensive eroded plaque. Cutis，2017，99（3）：E16-E18.
6. TABASSUM S，RAHMAN A，HEREKAR F，et al. Cryptococcal meningitis with secondary cutaneous involvement in an immunocompetent host. J Infect Dev Ctries，2013，7（9）：680-685.
7. REDDY B Y，SHAIGANY S，SCHULMAN L，et al. Resident rounds Part Ⅲ：case report：fatal cryptococcal panniculitis in a lung transplant recipient. J Drugs Dermatol，2015，14（5）：519-522.

002　颜面播散性粟粒性狼疮 2 例

病历摘要

病例 1

患者，男性，50 岁，主因“面部丘疹、结节 20 余天，无自觉症状”就诊。

[现病史]　患者 2018 年 10 月中旬颜面出现数个红丘疹，无明显不适，为求进一步诊治来我科。

[皮肤科检查]　右眼睑及鼻翼下方散在数个淡红色丘疹、粟粒大小结节（图 2-1）。

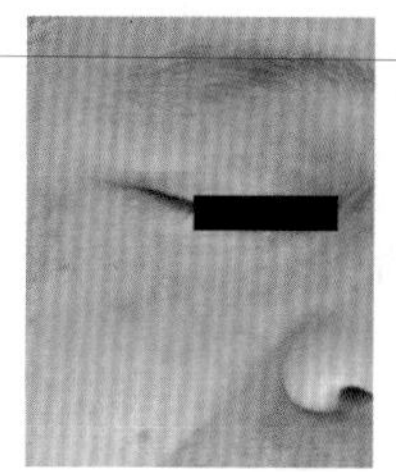
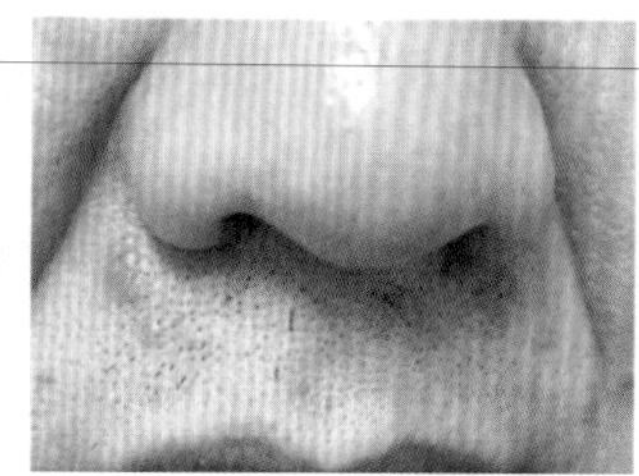

图 2-1　右眼睑及鼻翼下方散在数个淡红色丘疹、结节

[皮肤镜检查]　红色混有橘黄色背景，靶样毛囊角栓，周围线状血管放射状排列（图 2-2）。

[病理学检查]　表皮可见毛囊角栓，真皮中上部大量结核样结节，周围有上皮样细胞、炎细胞浸润（图 2-3）；抗酸染色（–）。

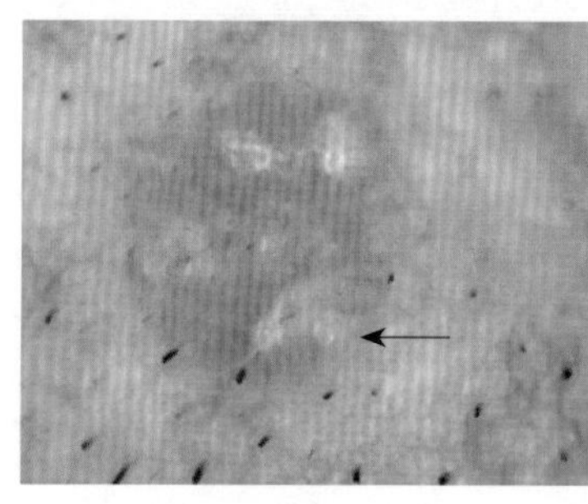

图 2-2　皮肤镜检查（×30）

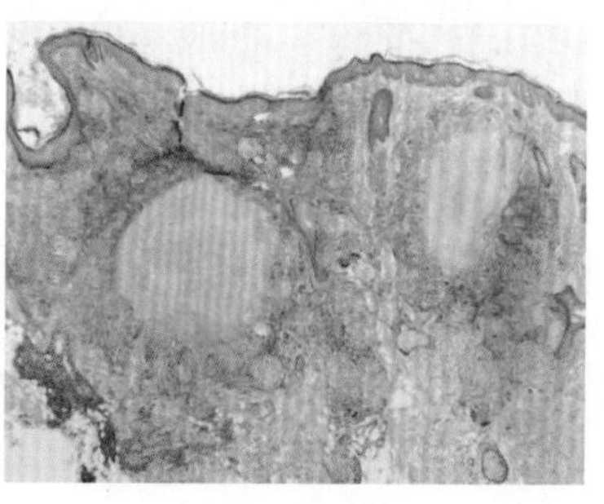

图 2-3　皮肤组织病理（HE，×10）

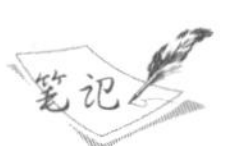

病例 2

患者，男性，19 岁，主因“面部丘疹、结节 1 月余，无自觉症状”就诊。

[现病史] 患者 2018 年 10 月初颜面部出现米粒至绿豆大小红丘疹，无疼痒等不适，就诊于当地医院，考虑“痤疮？红斑狼疮？”，予口服及外用药物治疗（具体不详），效果欠佳且皮疹逐渐增多，为求进一步诊治遂来我科。

[皮肤科检查] 双眼睑上下、眉间、鼻翼下方、下颌对称簇集炎性丘疹及粟粒大小淡红色结节，压之呈苹果酱色（图 2-4）。

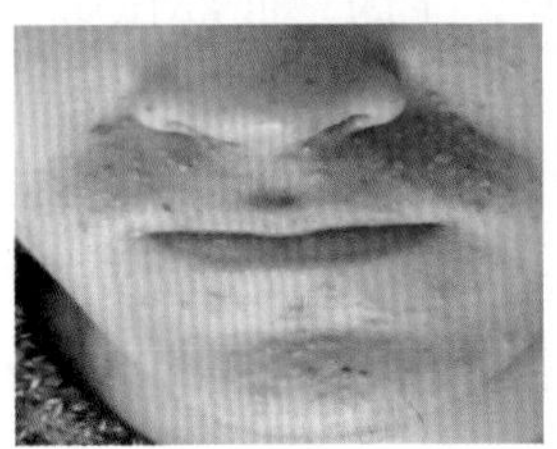
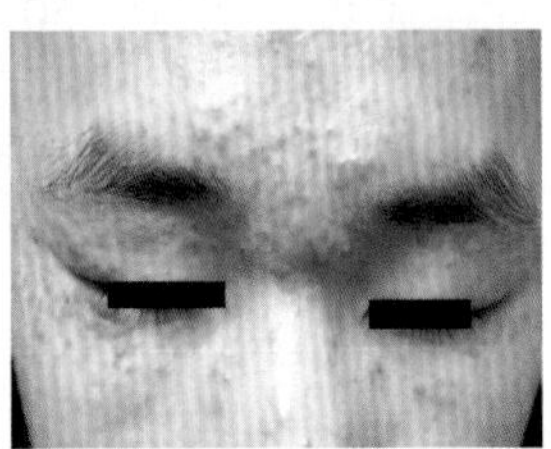

图 2-4 双眼睑上下、眉间、鼻翼下方、下颌对称簇集红色丘疹及结节

[皮肤镜检查] 红色混有橘黄色背景，靶样毛囊角栓，周围线状血管放射状排列（图 2-5）。

[病理学检查] 表皮轻度萎缩，可见毛囊角栓，真皮中上部大量结核样结节形成，周围有上皮样细胞、炎细胞浸润（图 2-6）；抗酸染色（–）。

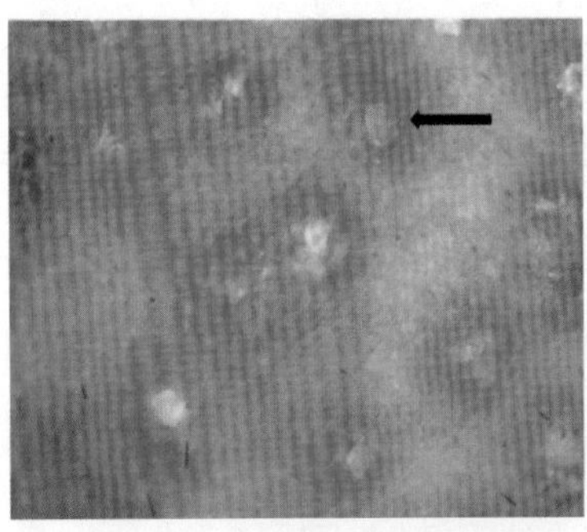

图 2-5 皮肤镜检查（×30）

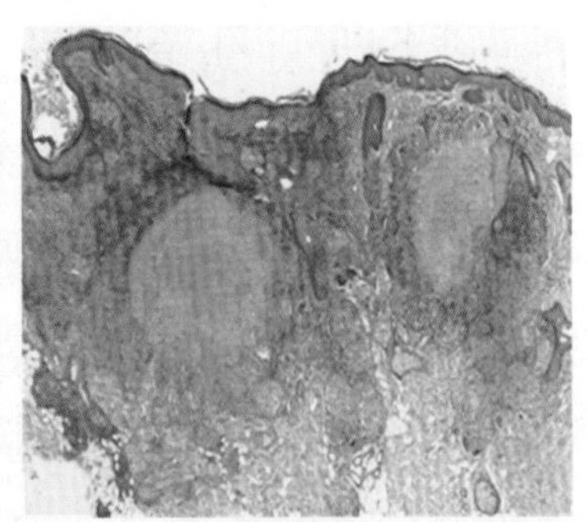

图 2-6 皮肤组织病理（HE，×10）

2 例患者既往史、个人史均无特殊，家中无类似患者及其他遗传病史。

［实验室检查］ 血、尿、便常规及肝、肾功能均正常，胸部 X 线检查未见异常，PPD（–）。

［诊断］ 颜面播散性粟粒性狼疮。

［治疗］ 予羟氯喹 0.1 g/ 次、2 次 / 天、口服，多西环素 0.1 g/ 次、2 次 / 天、口服，外用他克莫司软膏。治疗有效，随访中。

病例分析

颜面播散性粟粒性狼疮（lupus miliaris disseminatus faciei，LMDF）是一种少见的以红褐色丘疹、结节为基本损害的慢性炎症性皮肤病，多见于中青年患者，好发于颜面部，尤以面颊、鼻、下眼睑最为常见，表现为暗红色丘疹、结节，玻璃片压诊呈苹果酱色。结节分批出现，可孤立或簇集分布，愈后遗留萎缩性瘢痕，通常无自觉症状。该疾病的病因和发病机制尚不明确，因其组织病理真皮中上部有结核样结节形成，结节中心可见干酪样坏死，过去认为可能与结核杆菌感染有关，因未找到血源性感染的证据而被否定；也有学者认为该病可能与自身免疫系统异常有关，现有学者认为 LMDF 是一种毛囊皮脂腺的坏死性肉芽肿样反应，其组织病理学根据不同的分期分为：1 期，即疾病早期，表现为毛囊皮脂腺周围以淋巴细胞浸润为主的肉芽肿；2 期，即疾病充分发展期，表现为嗜中性粒细胞聚集的脓肿期；3 期，即疾病晚期，为干酪样坏死期。

病例 1 为中年男性，病史较短，皮损仅有数个淡红色丘疹、结节，但考虑累及一侧下眼睑，高度怀疑 LMDF，行组织病理示典型的结核样结节外围炎症反应，诊断 LMDF；病例 2 为青年男性，皮损累及眼睑、眉间、鼻翼、下颌，呈簇集性炎性丘疹及粟粒大小淡红色结节，压之呈苹果酱色，部位、形态均较典型，但皮肤组织病理没有病例 1

典型，分析可能与取材部位、连续切片及 LMDF 不同病理分期有关。但是两者的皮肤镜表现类似，因此，对于临床不典型的 LMDF，需要结合皮肤镜、组织病理检查辅助诊断，亦可借助于皮肤镜寻找典型皮损定位活检取材部位，提高诊断水平。

病例点评

LMDF 是一种特殊类型的酒渣鼻，临床较少见，皮损以颜面部丘疹、结节为主，临床特征性不强，易误诊为寻常痤疮、结节病等，最好的预防措施是熟悉此病的临床特点，如下眼睑堤状这一细节，遇到可疑患者行皮损组织病理学检查以进一步明确诊断，防止漏诊、误诊。治疗上，目前国内外尚无 LMDF 诊疗指南，系统用药有异维 A 酸、糖皮质激素、四环素类、免疫抑制剂（如环孢素 A）等，外用药物有他克莫司、糖皮质激素、维 A 酸乳膏等，查阅文献发现口服抗菌药物联合外用他克莫司疗效较好，2 例患者口服羟氯喹、四环素，联合外用他克莫司软膏，治疗有效，随访中。

参考文献

1. ZHANG S，LIU X Y，CAI L，et al. A case of lupus miliaris disseminatus faciei after allogeneic hematopoietic stem cell transplantation. Chin Med J（Engl），2019，132（17）：2133–2134.
2. LIAO W，JOLLY S S，BROWNSTEIN S，et al. Lupus miliaris disseminatus faciei of the eyelids：report of two cases. Ophthal Plast Reconstr Surg，2010，26（1）：59 - 61.
3. SEHGAL V N，SRIVASTAVA G，AGGARWAL A K，et al. Lupus miliaris disseminatus faciei. Part I：Significance of histopathologic undertones in diagnosis. Skinmed，2005，4（3）：151-156.
4. 瓦庆彪，陈前明．颜面播散性粟粒性狼疮 21 例临床分析．中国皮肤性病学杂志，2014，28（1）：43-45.

003　羊痘 1 例

病历摘要

患者，男性，60 岁，牧羊人，因“左手拇指伸侧结节伴疼痛、瘙痒 1 月余”于 2018 年 8 月 20 日就诊于我院。

［现病史］ 患者 1 个月前给病羊口腔上药时擦伤左手拇指皮肤，1 周后擦伤处出现两个粟粒大红色丘疹，轻度瘙痒，未予重视；3 周后增大至蚕豆大结节，结节中央变硬，轻度糜烂、渗出、破溃、结痂，痂皮脱落后有渗血，自觉疼痛，瘙痒加重。自服阿莫西林胶囊无明显效果，为进一步诊治，遂就诊于我科。根据病史，起病前有接触病羊史，结合临床表现，门诊考虑“羊痘？”，行皮肤病理检查，暂予康复新液湿敷处理。患者起病以来精神、饮食、睡眠、二便可，体重未见明显变化。

［既往史］ 既往体健，否认其他系统疾病史，否认过敏史。患者长期从事养羊业，家族及单位员工中均无类似疾病患者。

［体格检查］ 一般情况可，心、肺、腹无异常。双上肢淋巴结未触及肿大。

［皮肤科检查］ 左手拇指伸侧两个蚕豆大结节，结节质地坚硬，周围可见少量渗液、溃疡，中央凹陷，表面覆黑色痂皮（图 3-1），痂周由内向外依次可见灰白色、暗红色晕，外形如化脓性肉芽肿样改变，界线清楚，触痛、压痛（+）。

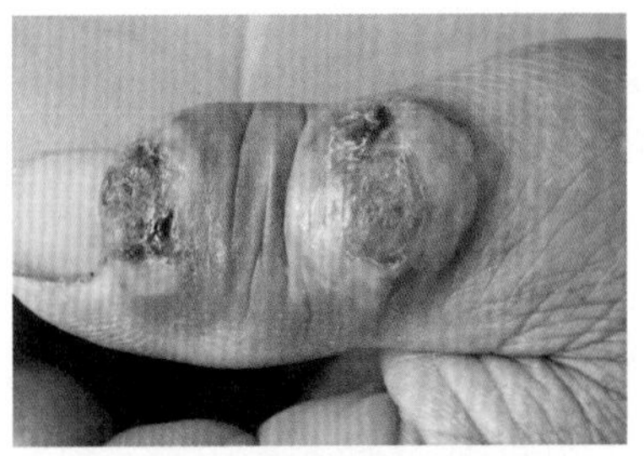
图 3-1　治疗前皮损表现

［辅助检查］ 血、尿常规及肝、肾功能无异常。胸部 X 线、腹部彩超无异常。真菌镜检及组织块培养阴性。皮肤镜检查：红色背景，中央结痂，痂皮周围可见较深的淡黄色不规则结构（脓液），远端皮损痂皮下可见较多集中分布的黑红色球状结构，边缘处有黄色鳞屑，血管结构较明显（图 3-2）。组织病理：角化过度，表皮增生，部分表皮坏死，棘层细胞间及细胞内水肿，真皮内大量嗜酸性粒细胞、淋巴细胞及中性粒细胞浸润（图 3-3）。

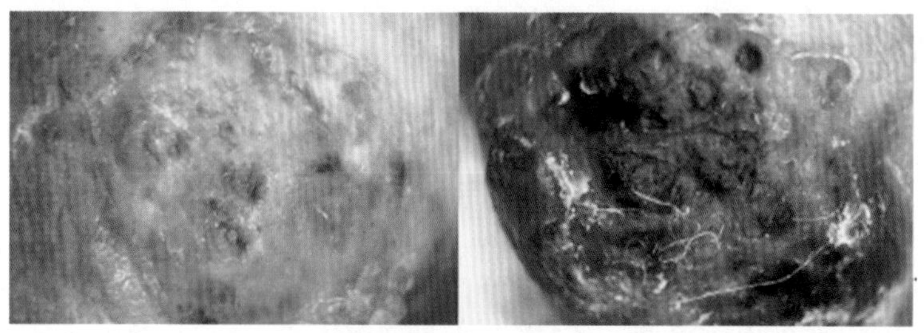

图 3-2 皮肤镜表现（×30）

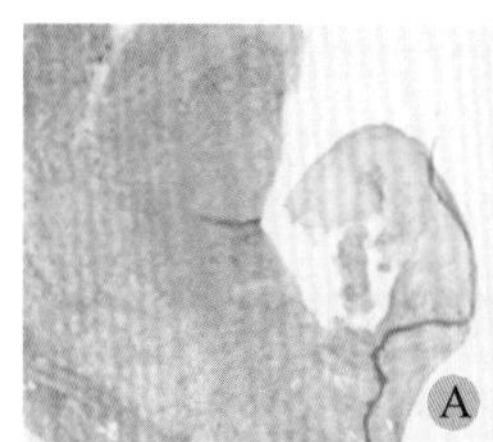

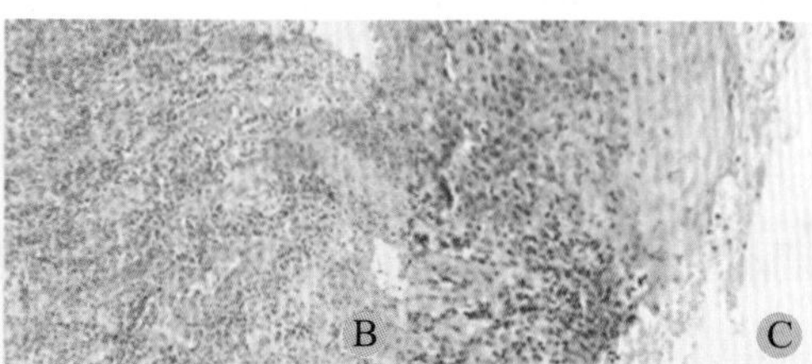

A：HE，×40　B：HE，×100　C：HE，×400

图 3-3 皮肤组织病理

［诊断］ 羊痘。

［治疗］ 予利巴韦林 150 mg，3 次 / 天，口服，红光照射 1 次 / 天，继续康复新液湿敷。治疗 2 周后复诊，患者左拇指伸侧皮疹明显好转，结节变平，周围干涸结痂，无渗液（图 3-4）。

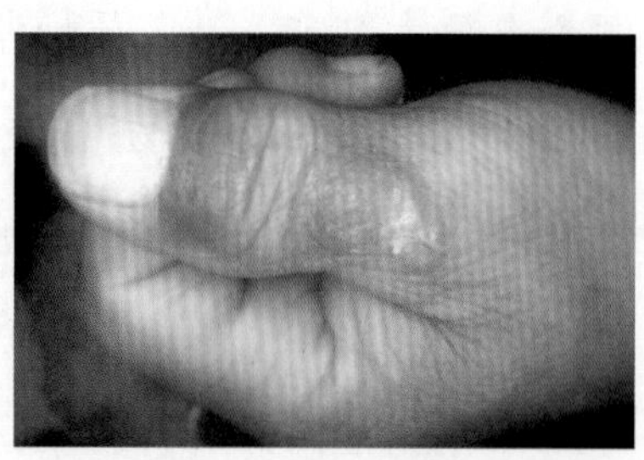

图 3-4 治疗后皮损表现

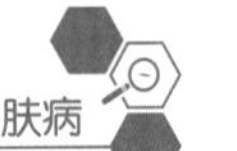

病例分析

羊痘，又称传染性脓疱性皮炎或传染性深脓疱疮，由亲上皮的DNA副痘病毒（羊痘病毒）感染所致。此病毒主要在羊群中流行，临床表现为口唇及口周脓疱、结痂。人通常是由于直接接触病羊或其污染的物质而被感染，患者多见于牧羊人、屠宰人员及兽医，未接触者中无人发病。有学者取羊痘患者的结节渗出物接种于羊唇部，羊痘发病试验阳性，说明渗出物内羊痘病毒仍有致病性，提示人与人之间可能有传染性。近年来陆续有接触羊痘患者后致病的报道。该病潜伏期一般为5～6天，皮损呈单发或多发，好发于手指、手背、前臂、面部等接触暴露部位。皮损初起为紫红色或红色小丘疹，质地坚硬，逐渐增大成扁平的出血性脓疱或大疱，中央可有脐凹或结痂，大小为2～5 cm，最后变平、干燥、结痂而自愈。病程一般为3～6周。系统症状轻，有时可见局部淋巴结肿大，曾有报道5例羊痘患者中仅1例中性粒细胞稍高，其余病例未见异常，心、脑、肺、肝、肾等器官均无明显损伤。组织病理学示棘细胞间水肿、空泡形成及气球样变，真皮混合炎症细胞浸润。该病需与化脓性肉芽肿、角化棘皮瘤、鳞状细胞癌、挤奶人结节、牛痘及炭疽等疾病相鉴别。治疗主要是对症处理，大的皮损可手术切除或冷冻治疗。

病例点评

①本例患者长期从事养羊业，发病前有明确病羊接触史及局部破溃史，皮损临床表现和组织病理改变均符合羊痘特点，诊断明确。② DNA副痘病毒（羊痘病毒）主要在羊群中流行，直接接触病羊、被病羊污染的物质或羊痘患者均可感染，临床医师需详细询问病史，

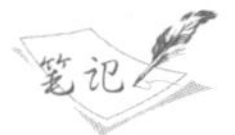

避免误诊。③该病易与部分感染、增生性疾病混淆，必要时可行皮肤组织活检明确诊断。

参考文献

1. SPYROU V，VALIAKOS G. Orf virus infection in sheep or goats. Vet Microbiol，2015，181（1-2）：178-182.
2. ZHANG K，LIU Y，KONG H，et al. Human infection with ORF virus from goats in China，2012. Vector Borne Zoonotic Dis，2014，14（5）：365-367.
3. TURK B G，SENTURK B，DERELI T，et al. A rare human-to-human transmission of orf. Int J Dermatol，2014，53（1）：e63-e65.
4. RAJKOMAR V，HANNAH M，COULSON I H，et al. A case of human to human transmission of orf between mother and child. Clin Exp Dermatol，2016，41（1）：60-63.
5. 洪艳，谢忠文，施恒豫 . 人感染山羊痘五例 . 中华传染病杂志，2005，23（2）：143.
6. 赵辨 . 中国临床皮肤病学 . 2 版 . 南京：江苏凤凰科学技术出版社，2017：409.

004　阴囊及阴茎二期环状梅毒疹合并HIV感染1例

病历摘要

患者，男性，21岁，未婚，因“阴囊及阴茎泛发丘疹、环状红斑1月余，偶感瘙痒”于2014年4月22日就诊于我科。

[现病史] 患者3个月前有不洁性交史，其性伴病史不详。2个月前双上肢屈侧出现泛发玫瑰色斑疹，直径为0.5～1.0 cm，无明显自觉症状，未处理，数天后皮损自行消退。1个月前阴囊及阴茎部泛发绿豆至黄豆大小棕红色丘疹，多个圆形、半圆形及不规则形环状斑块，偶感瘙痒。否认3个月来生殖器部位破溃，无其他明显皮肤及黏膜损害，无低热、盗汗及心血管、神经系统损伤症状。自发病以来精神、食欲、睡眠尚可，大小便正常。

[既往史] 平素健康。无手术及外伤史，否认药物过敏史，否认输血及静脉注射毒品史。

[体格检查] 发育良好，头发密集，无脱发皮损，双眼视力正常，口腔黏膜无异常。腹股沟及全身浅表淋巴结未触及肿大。

[皮肤科检查] 阴囊及阴茎部可见数个绿豆至黄豆大小棕红色丘疹，多个圆形、半圆形及不规则形环状斑块，边缘由棕红色坚实黄豆大小斑疹、丘疹构成，直径0.2～0.3 cm，呈堤状隆起，中等硬度，界清，中央呈淡红色，无触压痛，未见溃疡，尿道口无异常、红肿（图4-1）。

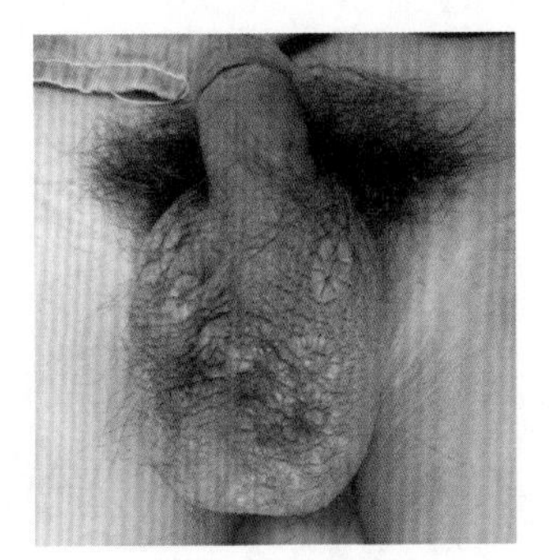
图4-1　皮肤科检查

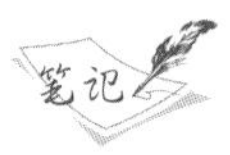

[辅助检查] TPPA（+），RPR（+）（滴度为1 ∶ 128），于我院行人类免疫缺陷病毒（human immunodeficiency virus，HIV）抗体初筛ELISA检测，呈阳性反应，其血清学标本送往市疾控中心HIV检测确认实验室，蛋白印迹法检测，HIV（+），检测结果WB带型：gp160，gp120，gp41，p66，p55，p51，p31，p24，p17。取环状皮损边缘组织约黄豆大小，行组织病理检查，提示角化过度，表皮局灶性增厚，细胞间轻度水肿，灶性界面改变。真皮浅层血管周围大量淋巴细胞、浆细胞浸润（图4-2）。

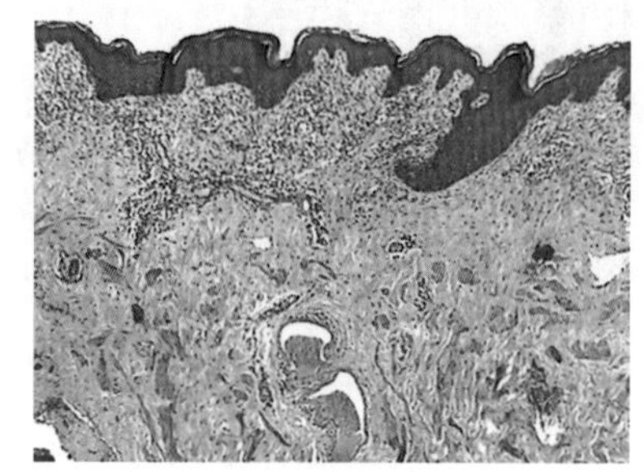
图4-2　皮肤组织病理（HE，×40）

[诊断] 根据患者不洁性交史，皮疹表现为典型二期环状梅毒疹损害，结合实验室检查结果，确诊为阴囊及阴茎二期环状梅毒疹合并HIV感染。皮损的组织病理结果更加支持了二期环状梅毒疹的诊断。

[治疗] 确诊后按照2014年美国疾病控制与预防中心（Centers for Disease Control and Prevention，CDC）治疗方案，给予苄星青霉素240万U，分两侧臀部肌内注射，1次/周，共3次。关于HIV感染的具体治疗由市疾控中心完成，患者的诊治情况目前在随访中。

病例分析

二期梅毒皮疹临床表现多种多样，如斑疹（玫瑰疹）、斑丘疹、丘疹、丘疹鳞屑性梅毒疹、毛囊疹、雅司样疹、脓疱疹、蛎壳状疹、溃疡疹等，多分布于躯干和四肢，皮损颜色呈“生火腿”或铜红色。二期梅毒表现为环状皮疹者少见，以阴囊及阴茎部皮损为唯一临床表现者更少，临床上易被误诊为股癣、环状肉芽肿、环状扁平苔藓等，目前相似病例国内仅报道2例。国外最近的一次报道则在2009年。

笔记

而二期环状梅毒疹合并艾滋病目前国内外尚无报道。

临床上二期环状梅毒疹需要与以下 3 种疾病鉴别：①股癣：由致病性真菌侵犯腹股沟内侧所致环状或半环状皮损，而二期梅毒环状皮疹者致病菌为梅毒螺旋体，通过真菌镜检及培养可排除；②环状肉芽肿：病因不明，可能与外伤、昆虫叮咬、日光照射、压迫、药物、病毒感染等因素有关，皮损以丘疹和小结节融合而成的环状隆起性损害为特征，该患者无上述病史，皮损出现在阴囊及阴茎处，且伴瘙痒，可排除；③环状扁平苔藓：是一种不明原因的累及皮肤、毛囊、甲、黏膜的慢性炎症性疾病，多发于中年人，特征性皮疹表现为小的、紫红色、多角形扁平丘疹，表面有光泽，可见白色网状条纹（Wickham 纹），好发于手腕、前臂、下肢远端和骶骨前区，患者自觉瘙痒。部分患者皮疹与口服药物有关，如 ACEI、噻嗪类利尿剂、抗疟药等，组织学表现为基底细胞液化变性和真皮浅中层淋巴细胞带状浸润。而该患者无上述药物使用史，偶感瘙痒，根据不洁性交史、实验室检查及组织病理学检查提示的以浆细胞浸润为主的炎细胞浸润，故可排除该病。

梅毒与艾滋病同属性传播疾病范畴，具有相似的传播途径，在流行病学上有协同作用，容易引起混合感染。近年来，随着梅毒和 HIV 感染发病率的升高，临床上，梅毒合并 HIV 感染的患者亦逐渐增多。梅毒感染不仅对患者本身身体状况带来严重影响，而且也会大大增加艾滋病毒的传染危险性，梅毒病灶部位所造成的溃疡致使生殖器皮肤完整性破坏，从而丧失天然屏障功能，增加 HIV 病毒的传播概率。二期梅毒皮疹类型较多，很容易与其他非梅毒皮疹相混淆。当梅毒合并 HIV 感染后，临床表现则更为复杂。提示在临床工作中应详细询问病史及性生活史，并且需对所有 HIV 感染者或梅毒患者，同时做梅毒血清学检查和 HIV 抗体筛查，避免误诊、漏诊。

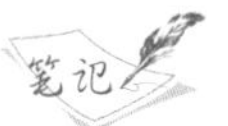

病例点评

本例患者的接诊医师在接诊后没有详细询问病史，也没有进行术前的传染病学等检查，而是直接进行组织病理学检查，病理医师发现皮损组织真皮中含有大量浆细胞后，才进行了梅毒血清学和HIV的检测，在今后的工作中应引以为戒。①具有生殖器部位特殊皮疹的患者，接诊医师一定要仔细询问患者是否有婚外或多性伴性接触史，以除外梅毒等性传播疾病。②在行组织病理学检查取材之前，一定要对患者进行梅毒、HIV等的血清学检测。③近年来随着HIV感染率的上升，在所有梅毒患者中应同时行HIV抗体筛查，以免漏诊。④在梅毒确诊之后，应对梅毒患者及其性伴同时进行积极治疗并随访，由于梅毒可以侵及全身各器官，产生多种多样的症状和体征，在注重皮肤及黏膜损害的同时，应仔细询问患者有无其他不适，行血常规、尿常规、肝肾功能的检测，以排除血液、肾脏、肝脏的损害，必要时行脑脊液检查，以排除神经梅毒。总之，梅毒皮损的特殊性和多样性需要我们每位皮肤科临床医师提高警惕。

参考文献

1. 赵辨 . 中国临床皮肤病学 . 南京：江苏科学技术出版社，2012：1826-1837.
2. 中国疾病预防控制中心 . 性传播疾病临床诊疗指南 . 上海：上海科学技术出版社，2014.
3. 王宝玺，张建中 . 梅毒、淋病、生殖器疱疹、生殖道沙眼衣原体感染诊疗指南 . 中华皮肤科杂志，2014，5（27）：365-372.
4. 方玉甫，王丽，徐俊涛 . 阴囊及阴茎部多发二期环状梅毒疹 1 例 . 中国皮肤性病学杂志，2013，27（8）：795.
5. RUDOLPH RI. Skin manifestations of cocaine use. J Am Acad Dermatol，2009，60（2）：346-347.

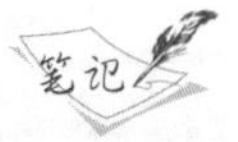

005　狼疮性肾炎合并双侧带状疱疹1例

病历摘要

患者，女性，22岁，主因“左上肢及右下肢可见在红斑基础上出现簇集性水疱、丘疱疹，伴疼痛4天”就诊于我院。

[现病史]　患者2019年3月30日出现左手背红色斑丘疹，在此基础上逐渐出现水疱、丘疱疹，呈带状分布，继而臀部出现相似皮疹，伴疼痛，大小便正常。

[既往史]　狼疮性肾炎2月余，口服醋酸泼尼松35 mg/d。2019年1月14日因“反复多关节肿痛及颜面部斑丘疹3月余”就诊于外院并住院治疗，期间行相关化验检查示抗核抗体胞质型1：100(+)，颗粒型1：100（+），均质型1：1000（+）；抗双链DNA抗体（±），定量1：100（+）；抗中性粒细胞胞质抗体：pANCA（+），cANCA（–）；抗SSA抗体（+）；抗组蛋白抗体（±）；抗核糖体P蛋白（±）；补体C_3 0.44 g/L，补体C_4 < 0.031 g/L；红细胞沉降率37 mm/h；尿蛋白（+）；潜血（±）；24小时尿蛋白定量：微量蛋白652.3 mg/mL，微量白蛋白352.8 mg/mL；早期肾损伤指标：Ig/L轻链κ型104 mg/L，Ig/L轻链γ型42.8 mg/L，免疫球蛋白IgG 51.4 mg/L，α_1-微球蛋白22.6 mg/L。血常规、类风湿五项、性病系列等均未见异常。诊断为系统性红斑狼疮、狼疮性肾炎，给予口服甲泼尼龙（40 mg）、羟氯喹（0.2 g），2次/天，以及补钙、保护胃黏膜等治疗，规范激素减量，病情控制尚可。否认药物及食物过敏史。

[体格检查]　神志清楚，营养中等，神清语利，全身淋巴结未触及肿大。瞳孔对光反射正常。心肺听诊未见明显异常。腹软，无

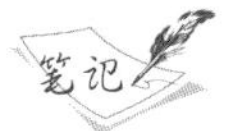

压痛及反跳痛。肢体运动尚可。皮疹处触痛明显，生理反射存在，病理反射未引出。

[皮肤科检查] 左上肢及右下肢可见在红斑基础上簇集分布的丘疹、水疱、丘疱疹，疱壁紧张，疱液清亮（图 5-1、图 5-2）。

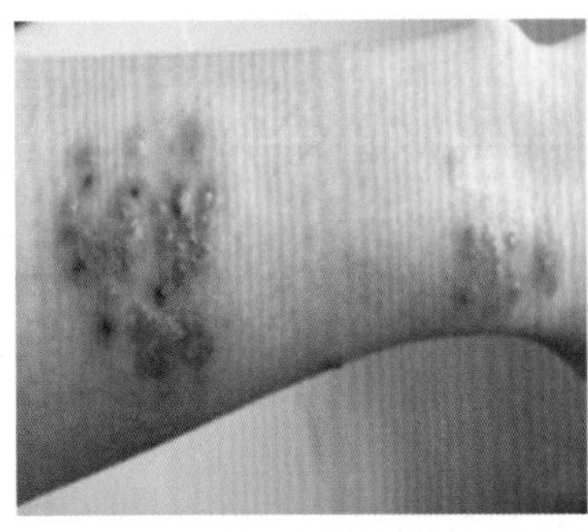
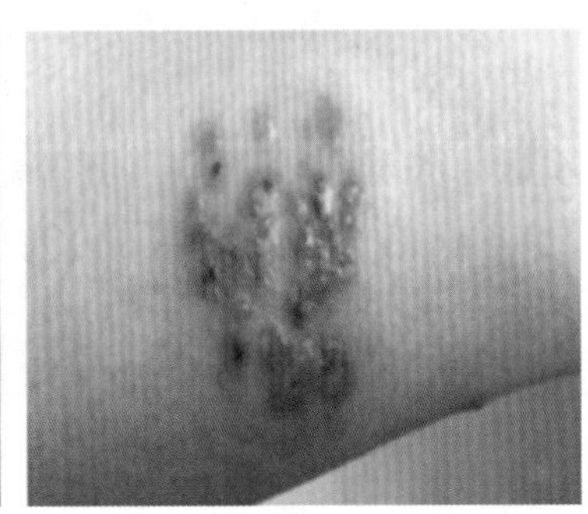

图 5-1 左上肢在红斑基础上出现簇集分布的水疱、丘疱疹，疱液清亮，疱壁紧张

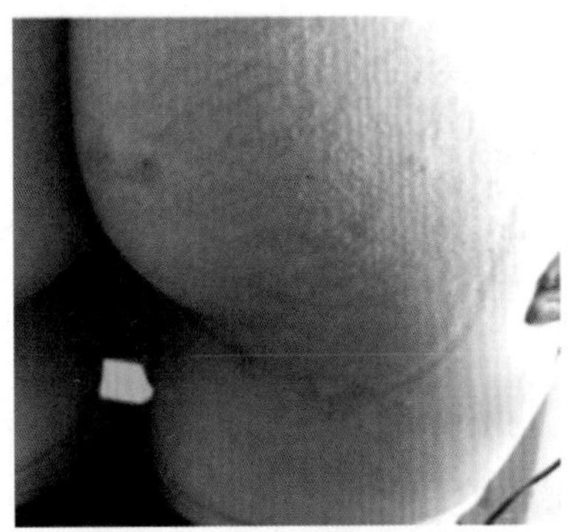
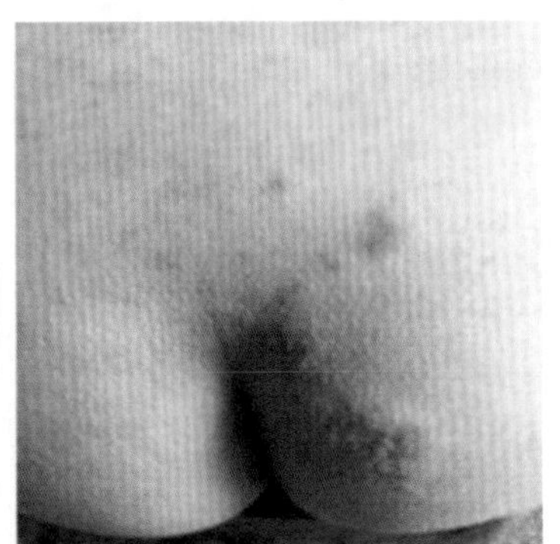

图 5-2 右臀部、右下肢在红斑基础上出现簇集分布的丘疹、丘疱疹

[辅助检查] 血常规示单核细胞数 1×10^9/L，单核细胞百分比 11.98%，余未见明显异常；尿蛋白（++），潜血（-）；补体 C_3 0.60 g/L，补体 C_4 0.11 g/L。

[诊断] 狼疮性肾炎并发双侧带状疱疹。

[治疗及随访] 口服伐昔洛韦分散片 0.3 g、2 次 / 天，维生素 B_1 10 mg、3 次 / 天，甲钴胺 0.5 mg、3 次 / 天，普瑞巴林胶囊 75 mg、2 次 / 天，康复新液 2 次 / 天湿敷，喷昔洛韦软膏 3 次 / 天外用，仍

予醋酸泼尼松 35 mg 治疗狼疮性肾炎。经过 10 天左右患者自行停药，随访时疼痛明显缓解，红斑颜色变淡，水疱大部分干涸结痂，1 个月后皮疹处留有色素沉着，无疼痛。

病例分析

带状疱疹（herpes zoster）是由原发感染后潜伏在感觉神经节的水痘 – 带状疱疹病毒（herpes varicella-zoster virus，VZV）激活引起。带状疱疹是一种常见的皮肤病，特征性表现是沿单侧皮神经分布的成群水疱，很少跨过身体正中线，伴有疼痛，可发生于任何部位，多见于腰部、胸胁，累及双侧者少见。双侧带状疱疹患者皮损可累及双侧多神经节段，以胸腰段和面神经为主。双侧带状疱疹多见于老年人、合并多种慢性疾病、肿瘤术后放化疗、使用大剂量糖皮质激素及免疫抑制剂、合并 HIV 感染等人群中，其发病机制可能与体液及细胞免疫功能低下有关，也有报道见于身体健康的中年人，但劳累、休息差等造成免疫力低下仍是其发病诱因。

系统性红斑狼疮合并带状疱疹并不少见，但狼疮性肾炎合并双侧带状疱疹临床极为少见，国内曾报道 1 例，还有 1 例重叠综合征（类风湿关节炎继发干燥综合征）并发双侧带状疱疹的病例。既往报道的双侧带状疱疹大多胸腰段神经都有不同程度的受累，岳颖等报道的 4 例双侧带状疱疹患者中发现对侧腰骶神经节段同时受累的比例较高。本例患者皮疹分布于左上肢和右下肢，而胸腰段神经并未受累，且受累神经节段不对称，这种情况罕见。曾有报道 1 例老年人左上肢和右下肢同时受累的双侧带状疱疹，而本例患者为 22 岁的青年女性，在发病期间口服 35 mg 醋酸泼尼松，同时口服羟氯喹，实验室检查提示系统性红斑狼疮仍处于活动期，患者免疫力低下，这可能

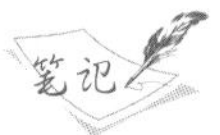

是其发病的重要诱因，一般认为双侧带状疱疹的发病机制可能是病毒经过血液播散所致。尽管经过 10 天左右口服抗病毒、营养神经、止痛药物治疗后皮疹明显好转，疼痛也明显减轻，但有学者建议对免疫力低下的双侧带状疱疹患者应尽早静脉注射抗病毒药物以防止其发展为泛发型或播散性带状疱疹，此方案有待进一步研究。

病例点评

免疫力低下或应用糖皮质激素、免疫抑制剂患者合并带状疱疹目前临床并不少见，但双侧受累且神经节段不对称者罕见。由于双侧带状疱疹皮损广泛，病毒可经血行播散至全身，糖皮质激素易加重病毒的扩散，因本身疾病糖皮质激素不能快速减量或停药，在治疗上存在一定的矛盾，应该做好两者的兼顾。

参考文献

1. 肖汉龙，罗建华，王军，等 . 双侧带状疱疹 1 例 . 中国皮肤性病学杂志，2017，31（4）：470.
2. 吴世平，刘进先 . 双侧带状疱疹 1 例 . 皮肤病与性病，2013，35（3）：178.
3. 周立奉，路荣 . 双侧带状疱疹后遗神经痛伴舌痛症 1 例 . 中国中西医结合皮肤性病学杂志，2017，16（6）：541.
4. 黄灵，廉成翔，吴宁俊，等 . 狼疮性肾炎患者并发双侧带状疱疹 1 例 . 中国中西医结合皮肤性病学杂志，2015，14（1）：54-55.
5. 李伟 . 重叠综合征并发双侧带状疱疹 1 例 . 中国麻风皮肤病杂志，2013（6）：383.
6. 徐艳艳，陈晓红，杨莹，等 . 双侧多节段带状疱疹合并肺结核 1 例 . 皮肤病与性病，2016，38（2）：154-156.

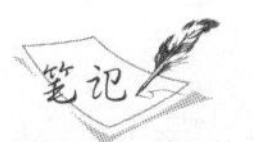

第二章 皮炎湿疹类皮肤病

006 接触性皮炎继发自身敏感性皮炎1例

病历摘要

患者，男性，27岁，主因“右膝贴膏药处红斑、水疱，躯干、四肢泛发红斑、丘疹2天，伴瘙痒、灼痛”于2018年7月9日入院。

[现病史] 患者于10天前踢球时摔倒致右膝韧带损伤，于右膝关节两侧分别贴一膏药，1周后揭除膏药时发现局部皮肤出现境界清楚的水肿性红斑，上有水疱、大疱，伴瘙痒、灼痛，后红斑周围及躯干、四肢出现泛发红斑、丘疹，双耳郭亦出现红肿、渗液，自觉瘙痒明显，无头痛、关节痛、恶心、呕吐、腹痛等不适。次日就诊于我院急诊，诊断为“接触性皮炎”，给予口服醋酸泼尼松片（10 mg、2次/天）、

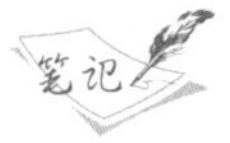

西替利嗪片（10 mg、1 次 / 天）、外敷 0.1% 依沙吖啶溶液治疗，无明显好转，遂住院治疗。

[既往史] 既往体健，否认食物药物过敏史，无家族遗传性疾病。

[体格检查] 神清语利，心、肺、腹未见明显异常。

[皮肤科检查] 右膝关节两侧分别见一 8 cm × 10 cm 的长方形水肿性红斑，境界清楚，上有紧张性水疱、大疱，部分疱破溃形成渗液、结痂，躯干、四肢泛发大小不等的红色斑疹、斑片、丘疹，压之褪色，双耳郭红肿，有少量渗液（图 6-1）。

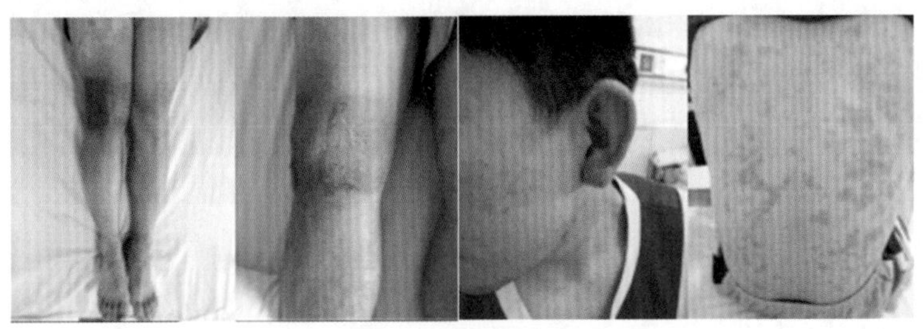

图 6-1　入院时外观

[辅助检查] 血常规、尿常规、便常规、血生化无明显异常；肝炎分型、性病系列阴性。入院前于外院已行心电图、胸部 X 线、腹部彩超检查，无明显异常。

[诊断] 接触性皮炎继发自身敏感性皮炎。

[治疗] 给予肌内注射复方倍他米松注射液 1 mL，静脉注射甲泼尼龙（40 mg、每日 1 次 / 天）、复方甘草酸苷注射液（80 mg、1 次 / 天）、维生素 C 注射液（4 g、1 次 / 天）、10% 葡萄糖酸钙注射液（10 mL、1 次 / 天），口服非索非那定片（120 mg、1 次 / 天）、酮替芬片（1 mg、1 次 / 晚），外用卤米松乳膏，水疱处给予疱液抽取、0.1% 依沙吖啶溶液及康复新液交替湿敷等治疗 9 天，皮疹逐渐好转，右膝关节处红斑肿胀消退，颜色明显变暗，水疱、渗液消失，遗留少量痂皮，躯干、四肢散在暗红色斑疹，双耳郭红肿、渗液消失，

笔记

瘙痒明显减轻，灼痛感消失（图 6-2）。

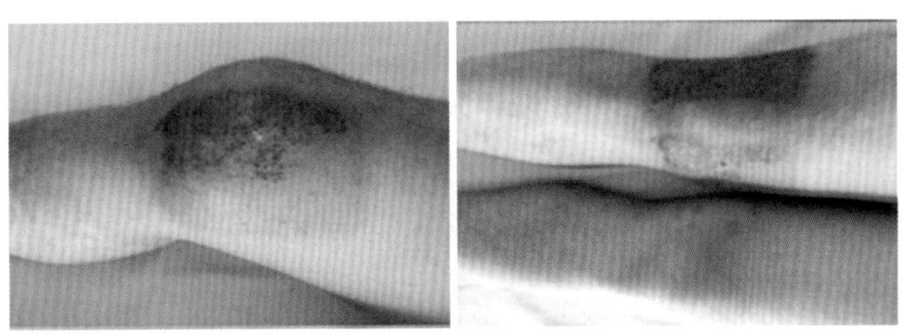
图 6-2　出院时外观

病例分析

该患者右膝关节两侧为境界清楚的长方形水肿性红斑，上有水疱、大疱，自觉瘙痒、灼痛，起疹前局部皮肤有明确的贴膏药病史，根据皮疹特点及接触史，接触性皮炎诊断明确。同时该患者在接触性皮炎的病变周围及躯干、四肢等远隔部位出现泛发红斑、丘疹，耳郭红肿、渗液，瘙痒明显，考虑继发自身敏感性皮炎。

接触性皮炎是一种较为常见的变态反应性皮肤病，是由于皮肤或黏膜接触刺激物或致敏物后，在接触部位所发生的急性或慢性炎症。按发病机制可分为刺激性接触性皮炎和变应性接触性皮炎。按病程分为急性、亚急性、慢性 3 型。该患者属于急性变应性接触性皮炎。

急性接触性皮炎起病较急，其皮炎表现一般无特异性，轻症者在接触部位出现边界清楚的红斑，为淡红或鲜红色，或是密集分布的针尖大丘疹；重症者红斑肿胀明显，并出现丘疹、水疱、大疱，疱壁紧张，内容清澈，水疱破后呈糜烂面，有渗液、结痂，亦可发生溃疡及表皮坏死脱落。皮损发生的部位及范围与接触物的接触部位一致，其边界清楚，皮损多发生于身体的暴露部位，从总体上讲，皮疹形态为单一性，以炎症性水肿较为突出，皮损中央重，边缘轻，

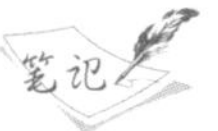

自觉症状为瘙痒、灼烧感、胀痛感，但全身症状轻。接触性皮炎若用药不当或治疗不及时，可使病程迁延而发生自身敏感性皮炎。

治疗原则为寻找病因，脱离接触物，积极对症治疗。轻症者给予抗组胺药，炎症重时可短疗程给予糖皮质激素，一般不需逐渐减量。根据皮损炎症情况，局部治疗选择适当的药物及其剂型，也就说按急性、亚急性和慢性皮炎的治疗原则去处理。对合并感染者可加用抗菌药物。

病例点评

该患者右膝关节处有明确的膏药接触史，表现为与膏药形态一致的边界清楚的水肿性红斑，上有紧张性的水疱、大疱，自觉瘙痒、灼痛，故接触性皮炎诊断明确。除接触部位外，躯干、四肢出现了泛发的大小不等的红色斑疹、斑片、丘疹，双耳郭亦出现红肿、少量渗液，伴有明显瘙痒，符合自身敏感性皮炎。首要处理措施是告知患者脱离接触物，该患者接触性皮炎部位炎症反应重，且继发有自身敏感性皮炎，故系统给予糖皮质激素、抗组胺药治疗，接触部位按急性皮炎给予湿敷等治疗后，皮疹逐渐好转。该病使用糖皮质激素应尽量足剂量、短疗程，以避免激素的不良反应。

参考文献

1. 张学军．皮肤性病学．8 版．北京：人民卫生出版社，2013：106-108.
2. 赵辨．中国临床皮肤病学．南京：江苏科学技术出版社，2009：717-721.
3. 冉玉平．常见皮肤性病诊断与治疗．2 版．北京：人民卫生出版社，2010：177-180.
4. NASSAU S，FONACIER L. Allergic contact dermatitis. Med Clin North Am，2020，104（1）：61-76.
5. 钟声，宋志强．接触性皮炎的发病机制研究进展．中国麻风皮肤病杂志，2015，31（1）：29-31.

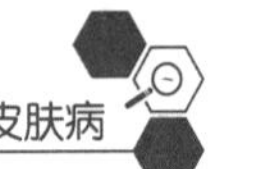

007 慢性湿疹合并丹毒1例

病历摘要

患者，男性，66岁，主因“双小腿反复红斑、丘疹伴痒20年，复发1周”于2018年12月11日入院。

［现病史］ 患者自20年前开始双小腿反复出现红斑、丘疹，自觉瘙痒，间断就诊于私人诊所，给予抗过敏治疗，皮疹可消退，但易反复。2017年7月就诊于山西省某医院，诊断为“湿疹”，对症治疗后皮疹消退。2017年12月皮疹复发，再次就诊山西省某医院，诊断“皮肤淀粉样变（湿疹化）”，给予抗过敏治疗，皮疹好转。2018年12月4日皮疹复发，瘙痒明显，为求进一步诊治入我院。

［既往史］ 既往体健，否认食物、药物过敏史。无家族遗传倾向的疾病，家族中无与患者类似疾病。

［体格检查］ 体温36 ℃，脉搏74次/分，呼吸20次/分，血压128/70 mmHg，身高175 cm，体重105 kg。神清语利，心、肺、腹未见明显异常。

［皮肤科检查］ 双小腿对称分布大片暗红色斑片，其上及周围可见米粒大扁平丘疹，密集分布，呈苔藓样变，表面少量鳞屑，可见抓痕、血痂，皮疹以伸侧为主。双小腿轻度可凹性水肿。右足拇指指甲变黄、增厚。

［辅助检查］ 血常规、尿常规、便常规、凝血试验、血生化无明显异常；术前免疫阴性。心电图、胸部X线检查结果无异常。腹部彩超示重度脂肪肝，肝囊肿，脾内多发管壁钙化。右足拇指指甲真菌镜检阳性。皮肤组织病理（图7-1）：角化过度，灶性角化不全，

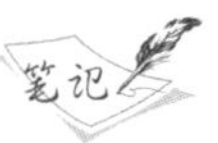

表皮增生，棘层肥厚，真皮乳头血管扩张充血，真皮浅层毛细血管周围少量淋巴细胞浸润，结晶紫染色阴性。

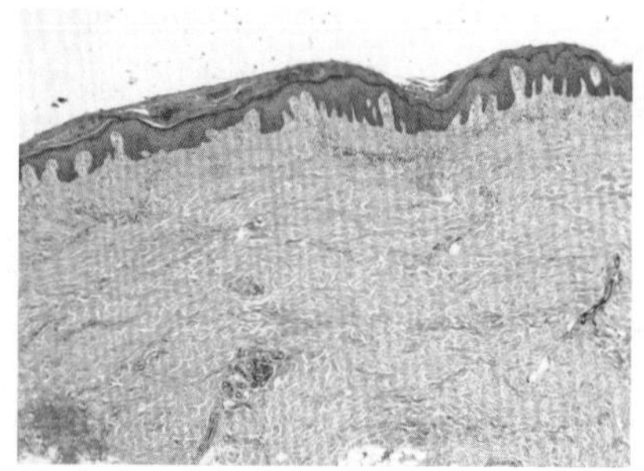

图 7-1　左下肢组织病理（HE，×40）

[入院诊断]　慢性湿疹。

[治疗]　静脉注射复方甘草酸苷注射液（80 mg、1 次 / 天）、维生素 C 注射液（4 g、1 次 / 天）、10% 葡萄糖酸钙注射液（10 mL、1 次 / 天），口服非索非那定片（120 mg、1 次 / 天），外用丙酸氟替卡松乳膏。

入院第 3 天患者出现病情变化。

12 月 13 日患者突感畏寒，体温最高 40.2 ℃，伴呕吐，呕吐物为胃内容物，不伴咽痛、咳嗽、咳痰、尿痛、腹痛、腹泻等症状。急查血常规：白细胞数 13.02×10^9/L，中性粒细胞百分比 90.1%；急查 C- 反应蛋白 10.29 mg/L；降钙素原正常。12 月 14 日复查血常规：白细胞数 21.36×10^9/L，中性粒细胞百分比 93.6%；C- 反应蛋白 106 mg/L。疑为上呼吸道感染，给予左氧氟沙星抗感染治疗。抗感染治疗后患者体温渐恢复正常。第 5 天复查血常规：白细胞数 8.94×10^9/L，中性粒细胞百分比 72.54%。但是发现右小腿远端屈侧新出水肿性红斑，境界清楚，表面皮温略高，触痛弱阳性。

结合之前的畏寒、发热病史，以及血象高、中性粒细胞百分比高、C- 反应蛋白高等化验结果，丹毒诊断明确。

笔记

原湿疹治疗药物不变，更换抗菌药物为青霉素，并给予皮损处湿敷、照射红光等继续治疗 8 天，肿胀性红斑消退，复查 C- 反应蛋白降至正常。双小腿湿疹皮损经治疗后红斑转为褐色，丘疹变平，双小腿肿胀消退，但右小腿远端屈侧可见片状水肿性红斑，境界清楚（图 7-2）。

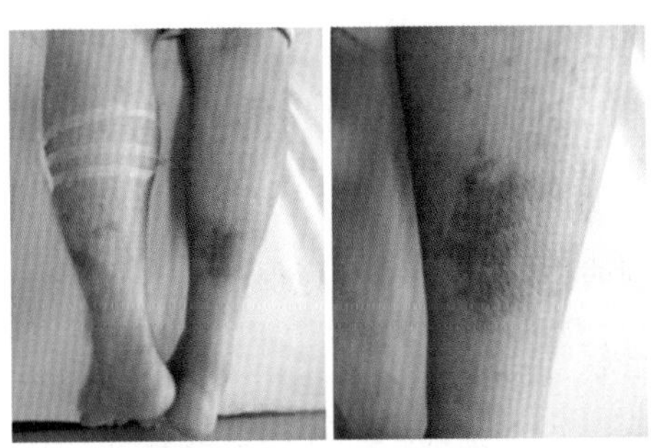

图 7-2 治疗后皮肤情况

［最终诊断］ 慢性湿疹合并丹毒。

病例分析

湿疹是由多种内外因素引起的真皮浅层及表皮炎症。根据皮疹表现分为急性、亚急性、慢性三期。急性湿疹好发于面、耳、手、足、前臂、小腿等外露部位，表现为多形性皮损，常在红斑基础上有丘疹、丘疱疹，严重时有小水疱，自觉剧烈瘙痒，常因搔抓形成糜烂面、渗出。亚急性湿疹由急性湿疹炎症减轻或处理不当病程较久发展而来，渗出减轻，可有丘疹、少量丘疱疹、少许鳞屑，仍觉剧烈瘙痒，可急性发作，也可经久不愈发展为慢性湿疹。慢性湿疹常由急性、亚急性湿疹迁延而来，亦可一开始即表现为慢性湿疹，表现为暗红斑上有丘疹、抓痕及鳞屑，局部皮肤肥厚、表面粗糙，有不同程度的苔藓样变、色素沉着及色素减退，病情时轻时重，病程数月或更久。

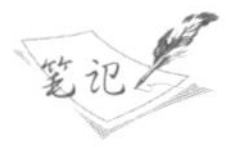

湿疹治疗的主要目的为缓解症状、减轻炎症、预防和控制感染。系统治疗可选用抗组胺药、维生素 C、葡萄糖酸钙等，严重者可用免疫抑制剂，继发细菌感染者系统应用抗菌药物。局部治疗应遵循外用药物的治疗原则及皮损分期选择合适的药物种类、剂型。急性期无糜烂、渗出时，可用炉甘石洗剂、糖皮质激素乳膏或凝胶，大量渗出时应选择冷湿敷，如 0.1% 依沙吖啶溶液、3% 硼酸溶液或康复新液，有糜烂、渗出但不多时可用氧化锌油剂。亚急性期皮损建议使用氧化锌糊剂、糖皮质激素乳膏。慢性期皮损建议外用糖皮质激素软膏、硬膏、乳剂或酊剂，同时注意保湿润肤治疗，皮损肥厚者可用角质松解剂如尿素软膏、水杨酸软膏。细菌定植和感染者外用抗菌药物。除此之外，还可给予物理治疗如紫外线疗法、中医中药疗法。

该患者双小腿红斑、丘疹 20 年，反复发作，皮疹对称分布，表现为暗红色斑片基础上及周围可见米粒大扁平丘疹，密集分布，呈苔藓样变，表面少量鳞屑，可见抓痕、血痂，自觉瘙痒，组织病理呈慢性炎性改变，故诊断慢性湿疹。在临床上需与神经性皮炎、原发性皮肤淀粉样变鉴别。

该患者在住院期间出现畏寒、发热、呕吐，化验血象高、中性粒细胞百分比高、C- 反应蛋白高，提示细菌感染，给予左氧氟沙星抗感染治疗后体温恢复正常，血象恢复正常。但抗感染治疗第 5 天，发现右小腿远端屈侧有片状水肿性红斑，境界清楚，表面皮温略高，触痛弱阳性，根据皮疹特点、前驱发热症状及化验感染指标高，故诊断丹毒。

丹毒多由乙型溶血性链球菌感染引起。细菌可通过皮肤或黏膜细微损害侵入，足癣、趾甲真菌病、小腿溃疡、鼻炎、慢性湿疹等均可诱发该病，机体抵抗力低下如糖尿病、慢性肝病、营养不良等均可成为促发因素。好发于足背、小腿、面部等处，多为单侧分布。

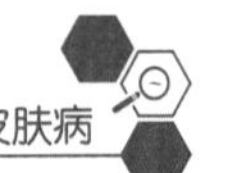

发病急剧，常先有畏寒、发热、头痛、恶心、呕吐等前驱症状。典型皮损为水肿性红斑，界线清楚，表面紧张发亮。自觉灼热、疼痛，附近淋巴结肿大。化验血白细胞总数升高，以中性粒细胞为主。全身治疗首选青霉素，一般用药 2 ～ 3 天体温可恢复正常，但仍需持续用药 2 周左右。如青霉素过敏，可用红霉素或喹诺酮类抗菌药物。局部可使用 0.1% 依沙吖啶溶液湿敷。

病例点评

该患者因双小腿慢性湿疹入院，在住院期间突发畏寒、高热、呕吐，化验血白细胞总数、中性粒细胞数、C- 反应蛋白明显升高，提示为细菌感染，抗感染治疗 5 天后出现境界清楚的水肿性红斑，明确为丹毒。丹毒发病特点为“红、肿、热、痛”，局部皮温升高，伴明显疼痛及触痛，该患者丹毒皮损面积较小，皮温为轻度升高，触痛为弱阳性，自觉疼痛不明显，均与早期使用抗菌药物使皮损得以控制有关。该患者有小腿部位慢性湿疹、右足拇指指甲真菌病，均为丹毒常见的诱发因素，故在治疗丹毒的同时，也要积极治疗原发病灶。

参考文献

1. 张学军 . 皮肤性病学 . 8 版 . 北京：人民卫生出版社，2013：75-76.
2. 赵辨 . 中国临床皮肤病学 . 南京：江苏科学技术出版社，2009：455-456.
3. 徐蕾 . 探讨丹毒的诊治方法与临床分析 . 世界最新医学信息文摘，2017，17（7）：107-110.
4. BRISHKOSKA-BOSHKOVSKI V，KONDOVA-TOPUZOVSKA I，DAMEVSKA K，et al. Comorbidities as risk factors for acute and recurrent erysipelas. Open Access Maced J Med Sci，2019，7（6）：937-942.

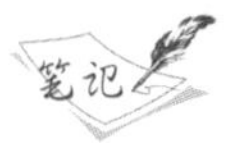

008 植物日光性皮炎1例

病历摘要

患者，男性，45岁，主因“面部、双手肿胀伴瘙痒、疼痛2天”入院。

[现病史] 患者入院前2天中午于户外日光下曝晒约1小时后，双眼睑出现水肿，未重视，1天后整个面部、双手均出现红斑、肿胀，伴明显瘙痒、胀痛感。在当地医院诊断为“过敏性皮炎”，给予葡萄糖酸钙、维生素C、地塞米松10 mg静脉注射，症状无改善，肿胀进行性加重，遂转来我院，急诊以“获得性血管性水肿”收入院。

[既往史] 体健，否认食物、药物过敏史，无酗酒史。

[入院查体] 一般情况尚可，系统检查未见异常。

[皮肤科检查] 面部、双手弥漫性非凹陷性肿胀，皮肤表面紧张发亮，皮温略高，双侧眼睑肿胀闭合，不能睁开，双唇肿胀如腊肠状，张口受限；额部、鼻背、双颞部及双手背散在紫红色淤点、淤斑，衣物遮盖处无肿胀，边界清楚（图8-1）。

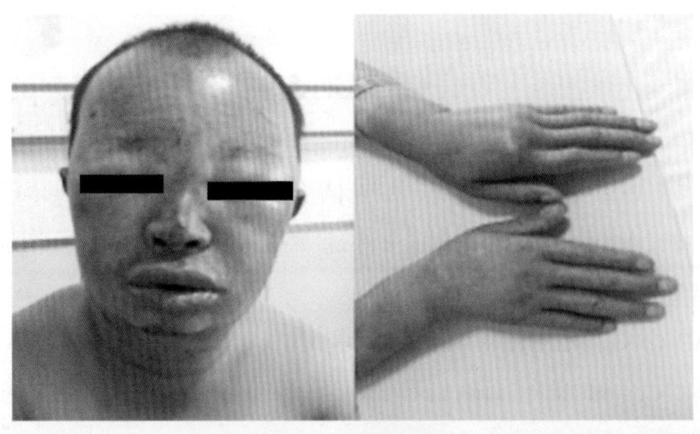

图8-1 治疗前皮肤

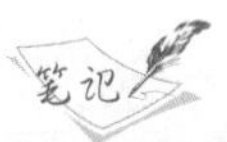

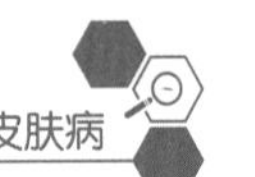

［辅助检查］ 实验室检查：白细胞数 13.84 × 10^9/L，中性粒细胞百分比 94.3%，血红蛋白 204 g/L，尿常规、便常规、血生化、心电图等未见异常。追问病史，发病当日午餐曾食用鲜蘑菇（具体品种不详）。

［诊断］ 植物日光性皮炎。

［治疗］ 给予甲泼尼龙 80 mg、维生素 C 2 g、葡萄糖酸钙 10 mL、复方甘草酸苷注射液 80 mg 静脉注射；苯海拉明 20 mg，肌内注射 1 次 / 天；口服烟酰胺片 100 mg/ 次，3 次 / 天；局部给予 3% 硼酸溶液湿敷，3 次 / 天，每次 20 分钟。因面部及双手憋胀疼痛，并出现恶心、呕吐，患者难以耐受，临时给予呋塞米 40 mg 减轻局部水肿。3 天后面部及双手肿胀明显减轻，激素逐渐减量，颜面及双手背出现黑紫色斑片，有坏死倾向，给予外用多磺酸黏多糖乳膏。8 天后面部、双手肿胀完全消退，遗留褐色沉斑及黑色坏死斑片（图 8-2），好转出院。

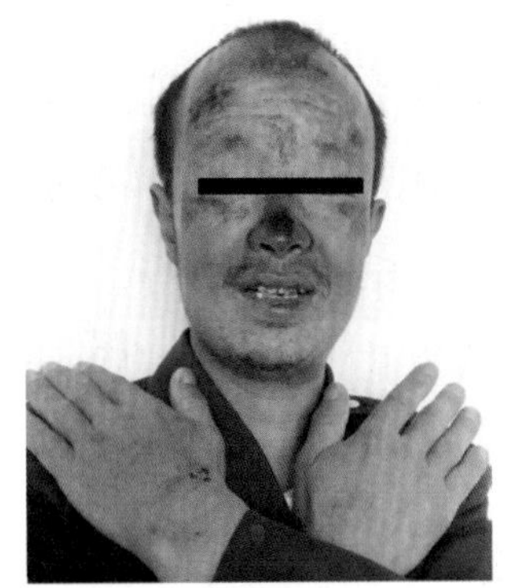

图 8-2　出院时皮肤

病例分析

植物日光性皮炎为植物中所含的光敏物通过空气媒介、直接接触或口服吸收后到达皮肤，经日光照射后引起的以光毒性反应为主要表现的皮肤病变。引起植物日光性皮炎最常见的诱因包括以下几类植物。①伞形科植物：白芷、当归、芹菜、茴香、独活、防风草等；②芸香科植物：酸橙、甜橙、柠檬、葡萄柚、芸香浆果、白藓等；③桑科植物：无花果树叶及枝条的汁液等。国外报道以酸橙、柠檬、防风草、车前草、芹菜等植物为主，而国内主要以食用灰菜、

油菜、苋菜、豌豆角、杧果、芹菜等植物常见。这些植物中含有光敏物呋喃香豆素，其活性成分主要为补骨脂素，在UVA的照射下，呋喃香豆素与DNA共价结合，导致基因突变、细胞死亡，促使表皮细胞严重受损。叶绿素化学结构中的卟啉环也是引起光过敏的原因。植物日光性皮炎的发生常与体质、有关植物和长久日晒三者同时作用有关。真正病因尚不清楚。患肝肾疾病、内分泌障碍、代谢异常、贫血或营养不良的患者在过多服食或接触某种植物之后，再接受强烈的日光曝晒则易发病。本例患者即是先食用鲜蘑菇，随后日光曝晒而导致发病。

该病的临床表现常为面部、手背的曝光部位发生的显著的非凹陷性水肿，表面紧张发亮，质软坚实，双侧眼睑肿胀、闭合，不能睁开，张口受限，皮肤呈弥漫性轻微潮红或呈紫红色，有淤点、淤斑、丘疹、水疱等，后者可互相融合成大疱，内容澄清或为淡黄色，或为血性。疱破裂后，出现糜烂，遗留色素沉着。自觉灼热、麻木、紧张、蚁走感、胀痛、刺痛或瘙痒。少数患者可有全身不适、发热、头昏、头痛、食欲不振、恶心、呕吐、腹泻，甚至谵语、昏迷、精神错乱等全身症状。上述表现临床易诊断为血管性水肿或急性接触性皮炎等，本例患者在我院初诊时即误诊为“获得性血管性水肿”，因此需详细询问病史。除此以外，还需与日晒伤、系统性红斑狼疮、皮肌炎、迟发性皮肤卟啉病、烟酸缺乏症等疾病鉴别。

植物日光性皮炎发病多集中在5～8月，青壮年女性易发。男女之比为1 ∶ 3.95。多数患者在日晒后1日内即发病，短者数分钟局部皮肤即开始发痒。为自限性，整个病程轻者1周即可消退，重者往往需要2～3周或更久方能痊愈。该病应避免过多食用和接触有关光敏性植物，同时不得经受强烈日光曝晒。治疗期间须注意防晒，该患者入院第2日下午（阴天）外出做检查回病房后面部肿胀较上午明显加重，进一步明确发病机制为光毒性反应。系统治疗可口服维生

素 B_1、维生素 C 和烟酸等，严重者可应用糖皮质激素，如泼尼松 10 mg/ 次、3 次 / 天。局部治疗与急性皮炎或湿疹处理相同。对于肿胀严重者必要时可使用利尿剂减轻水肿，同时需密切观察末端血运情况，如出现肢体末端发麻、发白、皮温降低等症状，需及时请相关科室会诊，并给予改善血液循环等对症处理，以免发生肢端坏死、感染。

病例点评

①该病临床表现为暴露部位的显著肿胀，易误诊为一般急性过敏性疾病，因此临床医师需详细询问病史，仔细查体，防止误诊。②对于肿胀严重的患者，应避免使用噻嗪类利尿剂，因该药为外源性光敏物质，会引起或加重光敏反应。③发病人群国内以农民或林场工人等为主，国外则多发生在农民、园丁、建筑工人、调酒师及花店员工等，或是钓鱼、前往海滨度假的人群。同时许多因素，如地理位置、季节变化、空气湿度、植物真菌感染等都可以改变某一植物的呋喃香豆素水平，因此应在初夏积极向相应人群多做宣传，提高预防意识，防止该病的发生。

参考文献

1. MOREAU J F，ENGLISH J C 3rd，GEHRIS R P. Phytophotodermatitis. J Pediatr Adolesc Gynecol，2014，27（2）：93-94.
2. 刘孝兵，汤成利，杨帆 . 植物日光性皮炎 52 例分析 . 中华皮肤科杂志，2009，42（4）：268-269.
3. MIODUSZEWSKI M，BEECKER J. Phytophotodermatitis from making sangria：a phototoxic reaction to lime and lemon juice. CMAJ，2015，187（10）：756.
4. MARCOS LA，KAHLER R，Phytophotodermatitis. Int J Infect Dis，2015，38：7-8.
5. 董海玲，袁小英 . 扫帚苗致植物日光性皮炎一例 . 中国麻风皮肤病杂志，2016，32（1）：33-34.

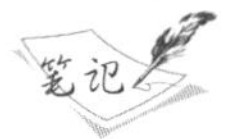

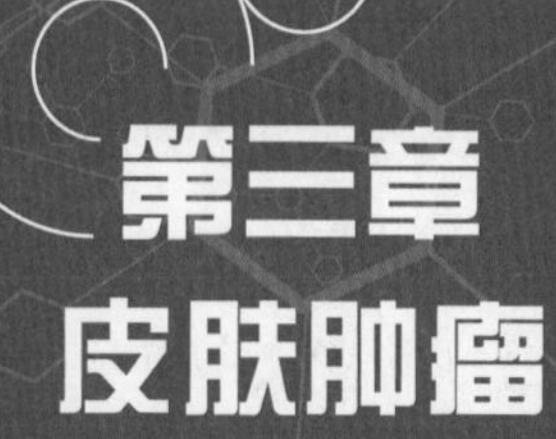

第三章 皮肤肿瘤

009 泛发型表皮痣 1 例

病历摘要

患者，女性，45 岁，主因“皮肤泛发褐色斑片伴疣状增生 40 余年”于我院就诊。

[现病史] 患者自诉出生 7 个月时被家人发现颈后部出现褐色斑片，无任何自觉症状；随年龄增长皮损逐渐蔓延至面部、躯干、四肢近心端等处，颈部、腋下及腹股沟处皮损在褐色斑片基础上，逐渐出现淡褐色至棕黑色密集的乳头瘤样丘疹，部分融合成境界清楚的斑块，呈疣状增生，皮损形态不一，大小不等，质软，汗多时自觉腋下及腹股沟处有异味。发病以来无瘙痒、疼痛及其他任何不适，睡眠、饮食均可，二便正常。

[既往史]　体健，家族中无类似病史。

[体格检查]　各系统检查未见异常。

[皮肤科检查]　面、颈、躯干、四肢近心端泛发大小不等、形状不规则的褐色斑片；颈部、腋下及腹股沟处皮损呈密集的乳头瘤样丘疹，粟粒至蚕豆大小，部分融合成境界清楚、大小不等的斑块，呈疣状增生，颜色由淡褐色至棕黑色，质软；四肢皮损沿肢体断续呈带状分布，双上肢皮损到达肢端，双下肢皮损止于近心端，在躯干则呈涡纹状及带状分布（图 9-1）。颈部皮损组织病理（图 9-2）：角化过度，表皮不规则增生，表皮突延长，棘层肥厚，基底色素增加，真皮内毛细血管扩张充血，管周散在淋巴细胞浸润。

[诊断]　泛发型表皮痣。

[治疗]　确诊后给予局部激光治疗，患者自诉症状较前有所改善，现仍在随访中。

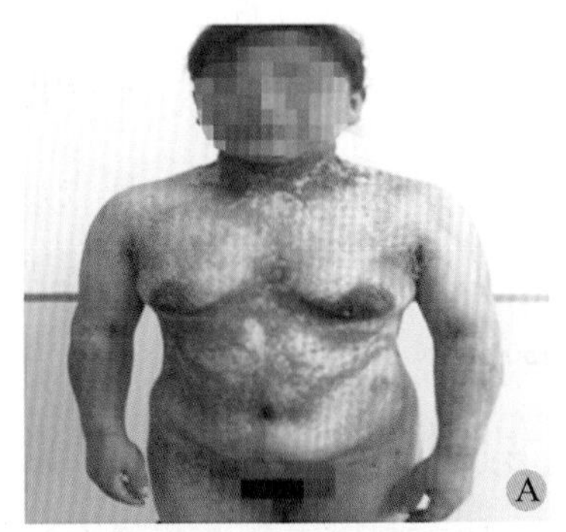

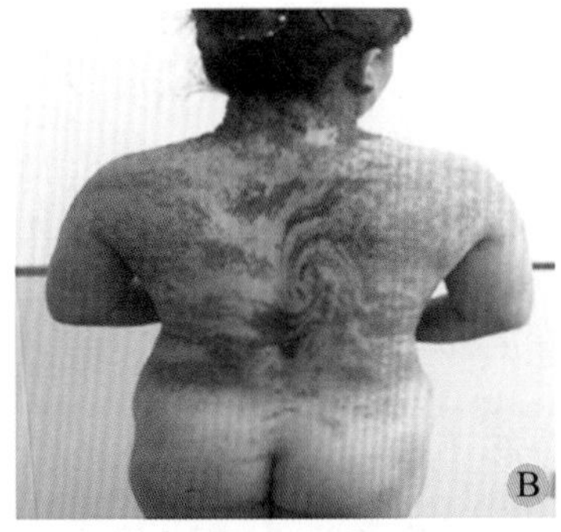

A、B：面、颈、躯干、四肢近心端泛发大小不等褐色斑片，躯干部皮损呈涡纹状、带状分布

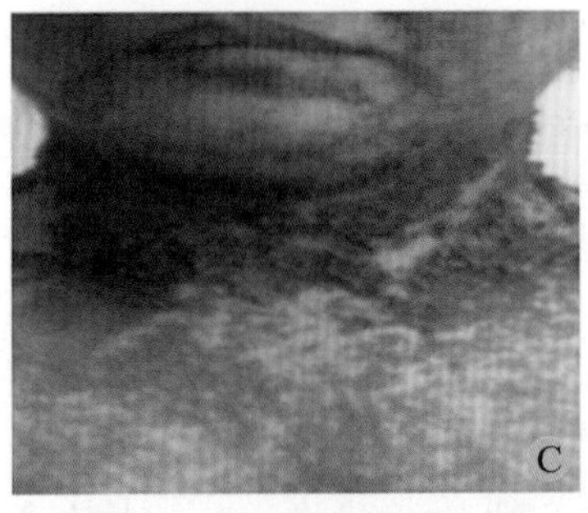

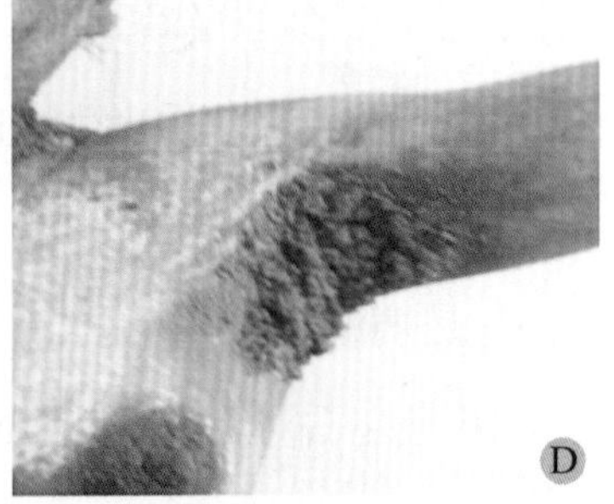

C、D：颈、腋下皮损在褐色斑片基础上，呈淡褐色至棕黑色疣状增生，密集的乳头瘤样丘疹，融合成境界清楚的斑块，大小不等

图 9-1　泛发型表皮痣患者面、颈、躯干、四肢皮损

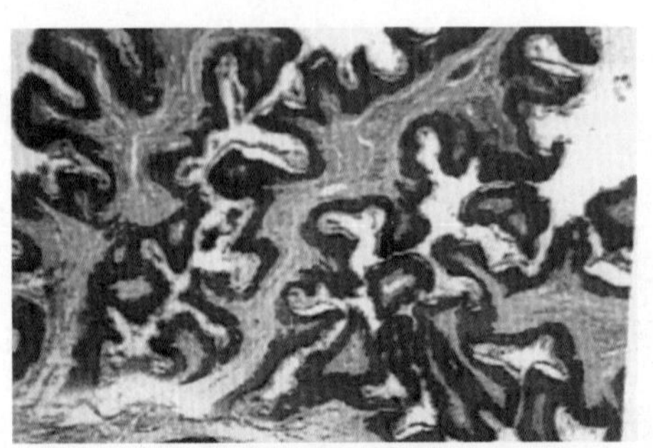

图 9-2　颈部皮损组织病理（HE，×40）

病例分析

表皮痣（epidermal nevus）于 1863 年由 von Baerensprung 首先描述，称之为单侧痣，又名线状表皮痣、疣状痣、疣状线状痣等，同病异名达数十种之多。病因为表皮发育过度致表皮局限性发育异常。表皮痣虽然为染色体显性遗传，但具有家族史者罕见，本例即无类似家族史。表皮痣通常在出生时或幼儿期发病，成人出现表皮痣极其罕见。表皮痣可分为三型，即局限型、泛发型（系统型）及炎症型。其中泛发型表皮痣的皮损可为双侧性，呈多发或泛发型，甚至广泛分布于全身，呈涡纹状或弧线形条纹，严重者称为豪猪状鱼鳞病。组织病理表现为表皮角化过度，棘层肥厚，表皮突延长，乳头瘤样增生，并可见颗粒层增厚及柱状角化不全，基底层黑色素增多。部分患者可表现表皮松解性角化过度。其组织病理虽无明显特异性，但结合典型临床表现，该病不难诊断。本例泛发型表皮痣的特殊之处在于：一是病程长达 44 年余；二是皮损面积巨大，占体表面积的 3/5 以上，并且左右对称；三是皮损在皱褶部位呈典型的疣状增生。

目前对于泛发型表皮痣的治疗方法包括药物治疗、物理治疗及手术切除等。其中大范围的手术切除需要皮肤移植，术后护理不佳

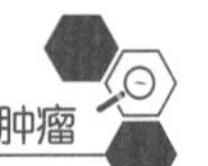

易导致严重感染，故风险较高。现有文献的治疗包括口服及外用维A酸类制剂、应用手术切削结合高速旋转的皮肤磨削术治疗，或外用卡泊三醇联合激素软膏等治疗。多种方法均有一定疗效，可作为治疗泛发型表皮痣的参考。

病例点评

表皮痣具有幼年发病、规律分布的斑片甚至疣状增生等特点，通常不难诊断。但当该病侵犯黏膜部位，如口唇、舌、颊黏膜、软腭、外阴甚至阴道部位时仅表现为乳头状隆起样损害，往往与尖锐湿疣相混淆。泛发型表皮痣较为罕见，临床上需要与以下两个疾病相鉴别。①先天性巨痣：一般出生时即有，不遗传，好发于头、面、背、腰部或一侧肢体，形如帽、靴、肩垫、袜套或短裤状，常呈褐色、棕黑色或黑色，界线清楚，柔软而有浸润感，表面不平；常有粗黑的毛发，如兽皮状，故又称巨大毛痣或兽皮痣（animal skin nevus）。先天性巨痣组织病理表现为表皮和（或）真皮层可见痣细胞呈巢状或条索状排列；而泛发型表皮痣为常染色体显性遗传，皮损处一般无毛发生长。②表皮松解角化过度型鱼鳞病：通常在患儿出生时即有显著的角化过度及红皮，随着年龄增长，红皮、水疱逐渐消失，继而表现为疣状角化过度，尤以屈侧和间擦部位为重。其他部位皮肤也可受累，但程度较轻。其典型病理变化为表皮松解性角化过度或颗粒变性，电子显微镜检查见棘层上部及颗粒层内有不规则的张力胶原纤维组成的团块，核周张力丝脱落。泛发型表皮痣的组织病理无上述特点。对于泛发型表皮痣的治疗仍无统一标准，可建议患者加强保湿等护肤治疗，对于增生明显的部位需注意继发癌变的可能，因此需嘱咐患者密切观察皮损，必要时及时行组织病理检查。

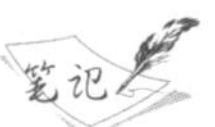

参考文献

1. 赵辨 . 中国临床皮肤病学 . 南京：江苏科学技术出版社，2010：1511-1512.
2. GUPTA A, RAI R. Linear Verrucous Epidermal Nevus. Indian Pediatr, 2019, 56(11): 981.
3. 江凤，肖能鑫 . 泛发型炎症性线状疣状表皮痣 1 例 . 中国皮肤性病学杂志，2016，30（7）：729-730.
4. 姚明，张谊芝 . 泛发型表皮痣一例 . 临床皮肤科杂志，2015，44（1）：28-30.
5. DODDS M，MAQUINESS S. Topical sirolimus therapy for epidermal nevus with features of acanthosis nigricans. Pediatr Dermatol，2019，36（4）：554-555.
6. 周末，张心瑜，孙秋宁 . 疣状痣并发脂溢性角化 1 例 . 中国皮肤性病学杂志，2017，31（1）：74-75.
7. WANG R F，MILAM P B，CHUNG C，et al. Successful treatment of inflammatory linear verrucous epidermal nevus （ILVEN） with 308-nm excimer laser：patient patient required. Photodermatol Photoimmunol Photomed，2019，35（3）：196-197.

010 阴茎分裂痣 1 例

病历摘要

患者，男性，23 岁，因“发现龟头背侧及包皮内板黑斑 2 年”入院，无明显不适症状。

［既往史］ 患者因包皮包裹未曾留意有皮损。平素体健，家族成员未发现相应疾病。

［体格检查］ 全身浅表淋巴结未触及肿大，其他部位未发现明显不适。

［皮肤科检查］ 阴茎龟头处可见一黑褐色斑片，约 1.5 cm × 1.0 cm 大小；包皮内板可见一黑褐色斑片，约 0.8 cm × 0.6 cm 大小；皮损形态不规则，但境界清楚，无破溃、结痂、红肿及分泌物（图 10-1）。

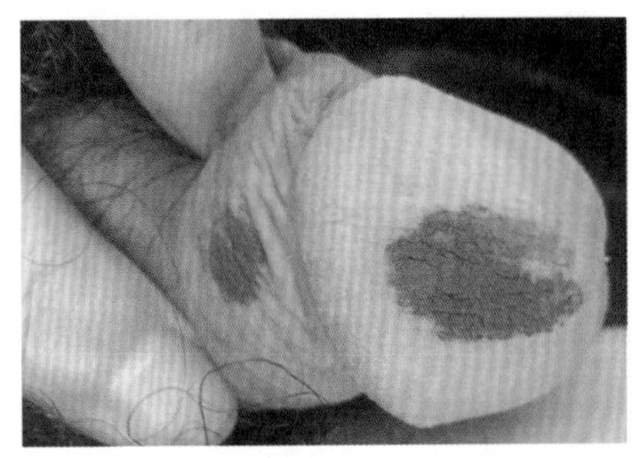

图 10-1 皮肤科检查示龟头背侧及包皮内板有 2 处境界清楚的黑褐色斑块，皮损距冠状沟距离大致相等

［皮肤镜检查］ 龟头背侧和包皮内板可见黑色至浅褐色球状结构，皮疹形态不对称、颜色不均匀（图 10-2）。

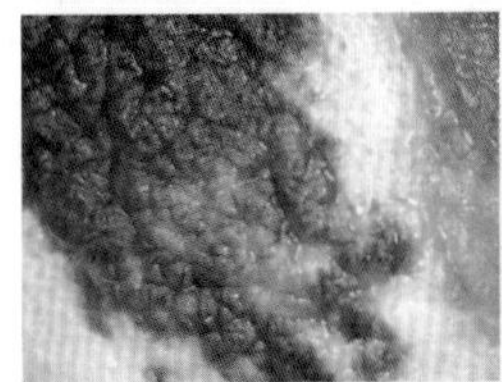
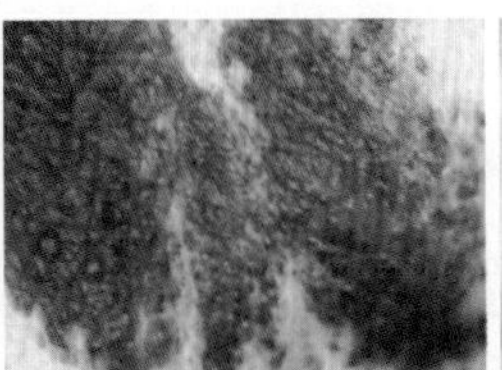
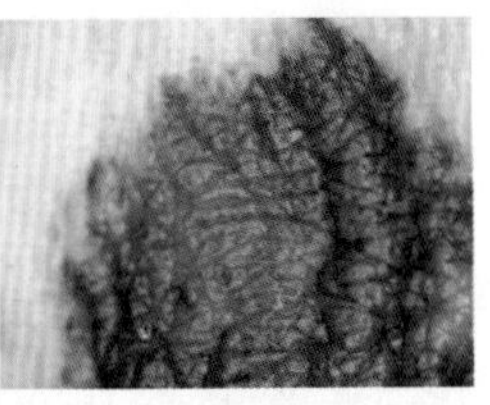

图 10-2 龟头背侧和包皮内板

［诊断］ 阴茎分裂痣。

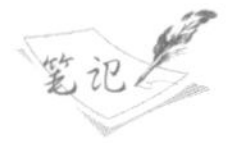

［治疗］ 由于先天痣有恶变可能，并且该患者皮损不对称、颜色不均匀，建议患者进一步行组织病理检查，该患者拒绝进一步诊治。嘱患者定期随访，若皮损在短期内迅速扩展或出现破溃等，应尽快来医院诊治。

病例分析

分裂痣（divided nevus）又称作吻合痣，是一种发生于身体两个相邻部位的先天性黑素细胞痣的变异体。这种突变最早报道的是眼睑分裂痣，随后也出现了阴茎分裂痣和手指分裂痣的报道。临床上阴茎分裂痣非常罕见，1998 年 Desruelles 等首先报道了 1 例位于阴茎部位的分裂痣。到目前为止，关于阴茎分裂痣的国外文献报道仅有十余篇。

阴茎分裂痣皮损主要有以下特点：①阴茎分裂痣位于龟头背侧及包皮内板；②冠状沟不受累及；③皮损以冠状沟为界，大致呈镜像对称分布。同眼睑分裂痣的形成一样，阴茎分裂痣也可能发生于胚胎时期。虽然分裂痣的发生机制还不是很清楚，但 Kono 等推测在妊娠第 11 ～第 14 周，随着外生殖器的发育，在形成包皮包裹龟头的过程中，“阴茎分裂痣前体”一分为二，形成了镜像对称的两处黑褐色斑，之后两处病变各自独立发展，皮损可能会略有差别。

阴茎分裂痣根据临床表现即可诊断。近年来，皮肤镜在皮肤科被广泛应用。我们也可以通过皮肤镜进一步了解阴茎分裂痣的特点。在有皮肤镜检查的阴茎分裂痣报道中，其镜下的表现有球状模式或球状模式与网状模式的混合模式。该病例皮肤镜下主要表现为黑色至浅褐色的球状模式。

阴茎分裂痣皮肤病理绝大多数表现为皮内痣或混合痣，因此关

于阴茎分裂痣的治疗，个别患者可给予手术切除，部分患者是密切观察。手术切除治疗：包皮内板痣切除后多能直接缝合，龟头背侧痣切除后可选包皮移植或口腔黏膜移植，对于大的病变手术切除可能会导致瘢痕和龟头变形。并非所有患者都愿意接受手术治疗。由于痣位置的特殊，所以是否手术切除应根据情况而定。对于一些临床、皮肤镜及病理检查表现为良性的病例，适合激光治疗，但需长期随访和定期复查。基于病理若分裂痣有恶变倾向的应该尽早手术切除。本例患者因过分担心阴茎取材会影响其他功能，故而拒绝行病理检查，也拒绝治疗。

病例点评

①根据患者阴茎龟头处及包皮内板黑褐色斑片呈镜像对称，皮肤镜下表现为黑色至浅褐色球状结构，阴茎分裂痣诊断明确。②阴茎分裂痣皮肤病理绝大多数表现为皮内痣或混合痣，通过皮肤镜检查为良性变化的可以减少不必要的病理检查及手术切除。在已报道的阴茎分裂痣病例中有发生恶变的情况，所以临床医师对于分裂痣的治疗还需谨慎处理。

参考文献

1. HAMMING N. Anatomy and embryology of the eyelids：a review with special reference to the development of divided nevi. Pediatric Dermatology，1983，1（1）：51-58.
2. DESRUELLES F，LACOUR J P，MANTOUX F，et al. Divided nevus of the penis：an unusual location. Archives Dermatology，1998，134（7）：879-880.
3. TORCHIA D，VEGA J，MITEVA M，et al. "Alternately divided" epidermal nevus of the fingers. Pediatric Dermatology，2012，29（3）：381-383.

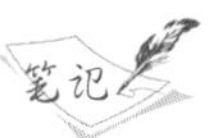

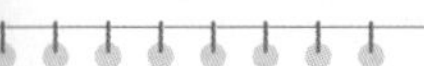
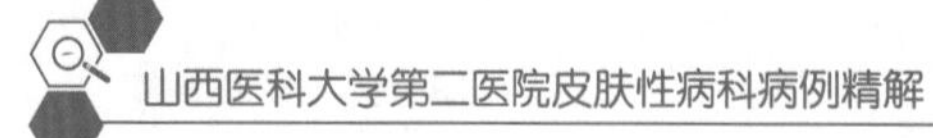

4. GODINHO N，NAI G A，SCHAEFER A L F，et al. Kissing nevus of the penis：a case report and dermatoscopic findings. Anais Brasileiros De Dermatologia，2017，92（5 Suppl 1）：95-97.
5. KONO T，NOZAKI M，KIKUCHI Y，et al. Divided naevus of the penis：a hypothesis on the embryological mechanism of its development. Acta Dermato-venereologica，2003，83（2）：155-156.
6. MENDES C P，SAMORANO L P，ALESSI S S，et al. Divided naevus of the penis：two paediatric cases with dermoscopic findings. Clinical Experimental Dermatology，2014，39（6）：728-730.
7. WANG S，ZHOU M，QIAO J. Kissing nevus of the penis. Report of two cases and review of the literature. Anais Brasileiros De Dermatologia，2014，89（2）：329-331.

笔记

011　蓝痣 1 例

病历摘要

患者，女性，19 岁，主因“左前臂、左手背蓝褐色丘疹 10 年”就诊。

[现病史]　患者 10 年前发现左前臂、左手背各有一个蓝褐色丘疹，逐渐增大，偶有痒感。

[既往史]　体健。无类似疾病家族史。

[体格检查]　系统检查无特殊。

[皮肤科检查]　左前臂可见一个蓝褐色丘疹，直径约 6 mm，左手背可见一个蓝褐色丘疹，直径约 3 mm，界线清楚（图 11-1）。

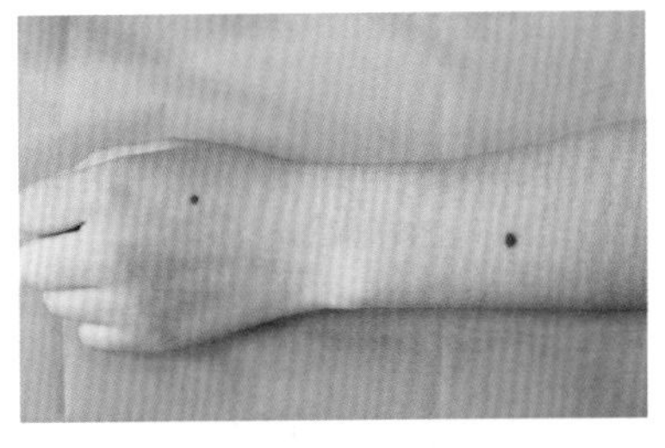
图 11-1　左手背、左前臂蓝褐色丘疹

[辅助检查]　皮肤镜检查可见皮疹境界清楚，呈均匀、融合的蓝黑色色素（图 11-2）。组织病理：可见真皮内大量树枝状痣细胞，符合蓝痣（图 11-3）。

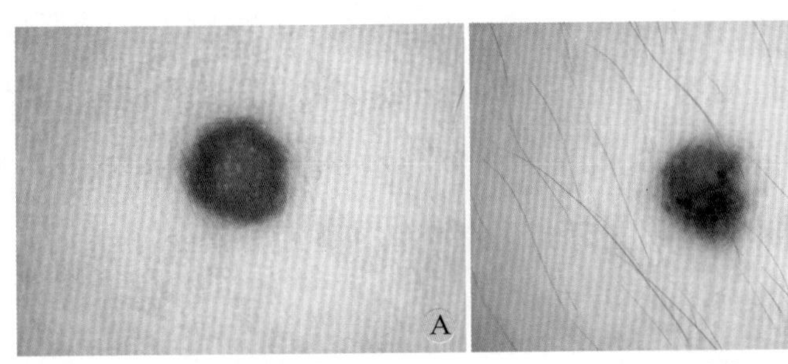

A：左前臂　　B：左手背
图 11-2　皮肤镜检查（×30）

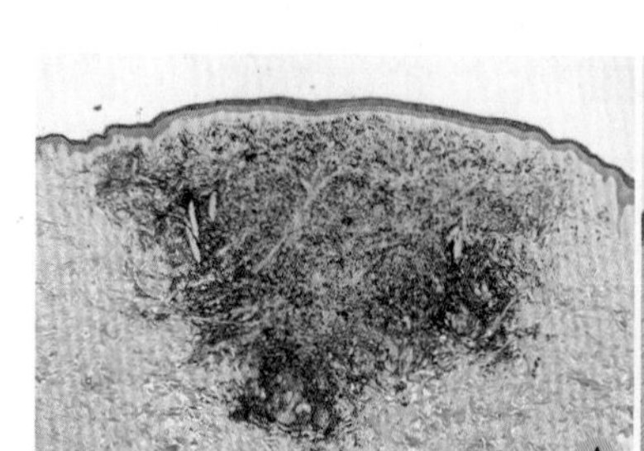

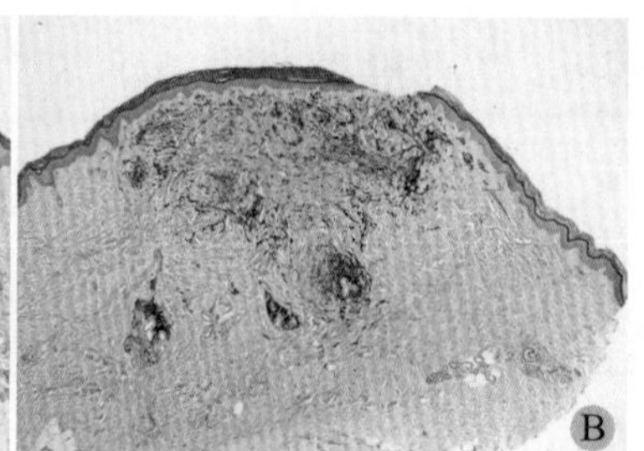

A：左前臂　　B：左手背

图 11-3　皮肤组织病理（HE，×20）

[诊断]　根据患者皮损呈蓝褐色，结合皮肤镜和组织病理表现诊断为普通蓝痣。

[治疗]　给予切除，随访中。

病例分析

蓝痣是真皮黑素细胞局限性增生所形成的良性肿瘤，又称蓝神经痣，分为普通蓝痣和细胞蓝痣。

普通蓝痣又称蓝痣。过半数皮疹位于手背、足部，而四肢、腰、臀等部位亦可发生，偶可发生于口腔黏膜、阴道及子宫颈。为直径 3 ～ 10 mm，多在 5 mm 内的蓝色、灰蓝色或铁青色结节，圆顶，表面光滑。独立分布，通常为单个，偶见多发。边界清楚。出生时即有，或儿童期发病，也有在 60 ～ 70 岁时才出现。本型蓝痣生长缓慢，终身不退，一般不会恶变。女性发病率是男性的 2.5 倍。该患者为女性，皮疹幼年出现，孤立分布于左上肢，逐渐增大，符合普通蓝痣生长特点。

细胞蓝痣好发于臀部和骶尾部，损害通常是一个大而坚实的结节或斑块，直径在 1 ～ 3 cm 或更大，蓝色或蓝褐色（铁青色），表面光滑或高低不平而呈多叶状，界线清楚。损害偶可发生在先天性

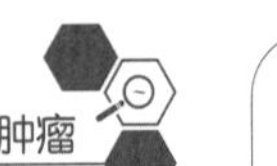

色痣上。女性较多。较易演变为黑素瘤，或突然增大或出现溃疡，发生恶变。

普通蓝痣的组织病理表现为表皮正常，真皮浅层、中层或深部有大量长梭形黑素细胞，聚集成束，细胞长轴与表皮平行，胞质充满色素颗粒而看不清细胞核。尚可见到纤维细胞和噬黑素细胞数量增加。细胞型蓝痣的病理表现：真皮主要为较大的梭形至椭圆形的黑素细胞聚集形成的细胞巢，可深达皮下组织，间有散在的噬黑素细胞。

蓝痣在临床上易与以下两种疾病混淆。①皮内痣：成人常见。损害呈半球状隆起的丘疹或结节，直径可达数毫米至数厘米，表面光滑或呈乳头状，或有蒂，可含有毛发。皮内痣的组织病理痣细胞呈巢状或条索状，位于真皮不同深度，与表皮之间隔以正常真皮组织。②恶性雀斑样痣黑素瘤：是恶性黑素瘤的一个类型，初为黑褐色斑片，但边界不规则，多发生于老年人暴露部位，皮损缓慢发展，并出现结节，组织病理为表皮基底层黑素细胞出现异形性。

治疗上若皮损直径＜ 1 cm，且多年无变化者，可不必治疗。若原有的蓝痣结节突然增大，或蓝色结节直径＞ 1 cm 者，应切除并行病理检查。本例患者皮疹直径均小于 1 cm，但间断有瘙痒感，为避免恶变，建议全切并行组织病理检查。

病例点评

①患者为年轻女性，左前臂、左手背蓝褐色丘疹 10 年，逐渐增大，偶有痒感，结合病史、体征、皮肤镜及病理检查诊断为普通蓝痣；②在临床工作中遇到色素痣患者，应首选手术治疗，激光治疗有时容易残留黑素细胞，复发率高，无法行病理检查，导致误诊、漏诊，

严重时可延误诊断，甚至导致患者死亡，希望得到皮肤科医师的高度重视。

参考文献

1. 曹双林 . 665 例蓝痣组织病理及免疫病理分析 . 临床皮肤科杂志，2001，30（5）：292-294.
2. 刘薇，刘佳玮，马东来，等 . 皮损形态类似于脂溢性角化病的普通型蓝痣一例 . 中国麻风皮肤病杂志，2018，34（5）：301.
3. 赵文斌，杨雪松，伍迪 . 蓝痣 120 例组织病理及手术疗效观察 . 皮肤病与性病，2017，39（2）：124-126.

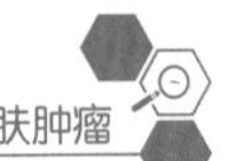

012　胶样粟丘疹 1 例

病历摘要

患者，女性，51 岁，主因“双侧颧部淡黄色丘疹 4 年余”就诊。

[现病史]　4 年前患者双侧颧部出现数个粟粒大小半透明黄色丘疹，无自觉症状，皮疹逐渐增多，成簇密集分布，皮损形态及数量与日晒及季节无明显相关性，未予诊治。

[既往史]　4 年前因颈部疼痛等不适，曾诊断为亚急性甲状腺炎、腰椎间盘突出伴骨质增生，均未予药物治疗；否认食物、药物过敏史。

[个人史、家族史]　在家务农，否认石油等化学物质接触史，月经及婚育史无特殊。父亲面部也有类似皮疹。

[体格检查]　系统查体未见异常。

[皮肤科检查]　双侧颧部可见多数淡黄色半透明的丘疹，似鹅卵石样排列，直径 2 ～ 5 mm，呈对称分布，伴有毛细血管扩张，双手未受累（图 12-1）。

[辅助检查]　①皮肤镜：棕黄色团块样结构被白色退行性条纹分隔，呈橘瓣横截面样改变；团块间隔及周围有纤细的分支样血管（图 12-2）。②组织病理：表皮变薄，增宽的表皮突内可见均一红

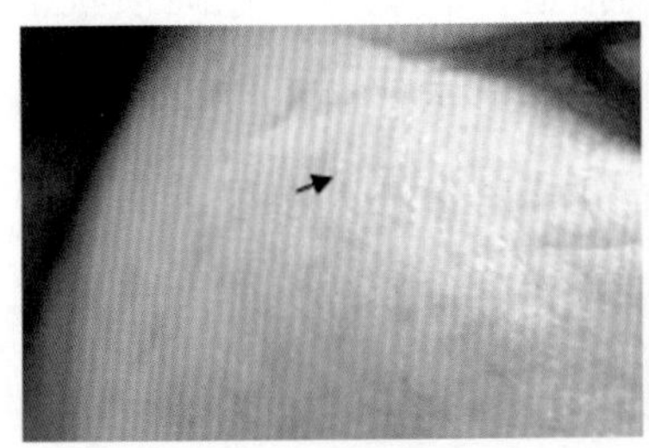

图 12-1　皮肤科检查

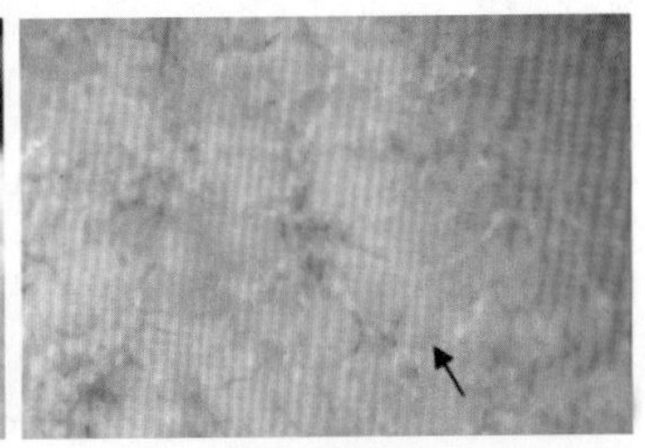

图 12-2　皮肤镜（×20）

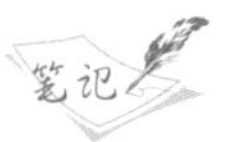

染的团块状物质，其间可见裂隙，下方真皮有显著的弹性纤维变性，结晶紫染色（+），符合胶样粟丘疹（图 12-3、图 12-4）。

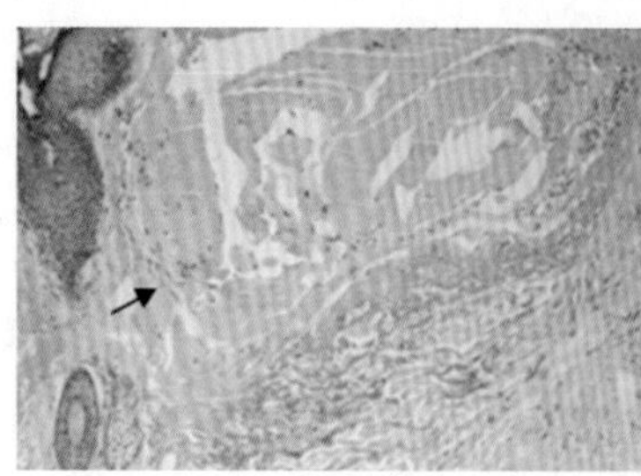
图 12-3 组织病理（HE，×100）

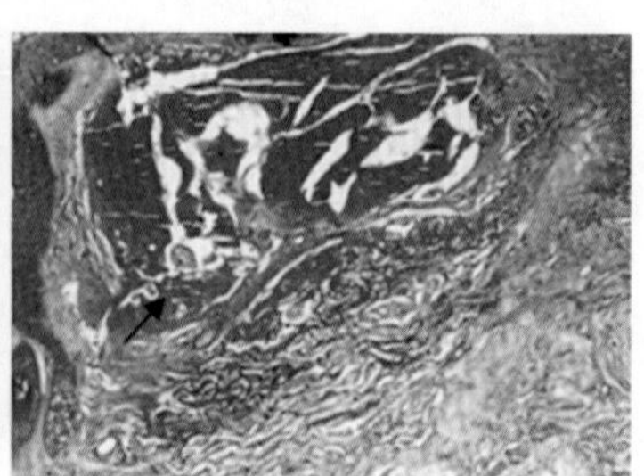
图 12-4 结晶紫染色（+）

[诊断] 胶样粟丘疹。

[治疗] 嘱其避免长期日晒，给予羟氯喹（0.1 g、1 次 / 日）及维生素 C 片（0.2 g、3 次 / 日）。治疗 1 月余后电话随访，患者诉皮疹较前有所变薄并自行停药，现继续随访中。

病例分析

胶样粟丘疹一般分为儿童型、成人型和结节样胶样变性。儿童型在儿童或少年期发病，常有家族史，皮损多累及面部，临床表现为散在或融合的半透明棕黄色丘疹，至青春期后可逐渐自行消退。其病因不明，有人认为角质形成细胞凋亡变性在其发病中起重要作用。成人型最为常见，该病例即属于此型，该型以曝光部位最易受累，多对称分布，也有单侧发病的病例报道，表现为黄色圆顶状半透明丘疹，内含胶样物质，前额皮损的斑块上常伴有毛细血管扩张，国内曾报道一例伴有蓝色皮损的胶样粟丘疹。成人型组织病理中多伴有真皮中上部弹力纤维变性的光损改变，长期日光暴露以及接触石油、化肥或氢醌制剂均可导致其发生。结节样胶样变性被认为是结节样淀粉样变的一种变异，表现为暴露部位单个大结节或多个结节、

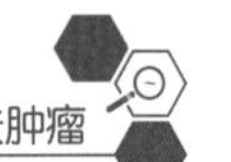

斑块，国内黄萌曾报道 2 例，伊朗学者也有多例报道，且其中部分病例的组织结晶紫染色呈阳性。

本例患者长期务农有局部曝光史，且其父亲也有类似皮疹，家族史阳性。临床表现为双侧颧部多数簇集的淡黄色半透明丘疹，结合组织病理，诊断明确。

病例点评

胶样粟丘疹根据临床表现诊断并不难，临床不典型者需通过组织病理，必要时结合免疫组化等检查与粟丘疹、淀粉样变性、汗管瘤、皮脂腺增生等疾病鉴别。组织病理特征性表现为真皮浅层嗜酸性、无定型和带有裂隙的物质沉积，并有正常胶原的境界带将其与表皮分离。特殊胶样物质耐淀粉酶的 PAS 染色阳性，刚果红、结晶紫染色均可呈阳性。皮肤镜作为新型影像学技术，在多种炎症性及增生性疾病中均有诊断价值。胶样粟丘疹、淀粉样变性、汗管瘤、皮脂腺增生等疾病在皮肤镜下都各有特点，因此建议将皮肤镜作为疾病初筛的诊断工具，从而降低活检率，为患者减负。

胶样粟丘疹的治疗首先需祛除诱发因素如避免日光暴晒及接触石油等，其次可给予对症处理，常用的有冷冻、激光、皮肤削磨等，近几年也有人尝试使用铒激光、光动力治疗该病并取得良好的效果，本例患者经避光及口服羟氯喹降低日光敏感性后皮疹有所变薄，可供借鉴。

参考文献

1. PICCOLO V，RUSSO T，OSSOLA M D R，et al. Colloid milium：the expanding spectrum of orange color at dermoscopy. Int J Dermatol，2018，57（8）：e46-e48.

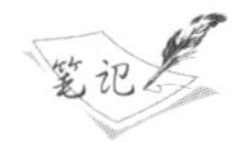

2. 丁红炜，李秋梅，马国安．串珠状排列的胶样粟丘疹一例．中国麻风皮肤病杂志，2017，33（4）：208-212.

3. GHANADAN A，KAMYAB-HESARI K，DANESHPAJOUH M，et al. Nodular colloid degeneration of the skin：report of three cases with review and update. Indian Dermatol Online J，2014，5（Suppl 1）：S36-S39.

4. 唐旭华，章星琪．皮肤附属器肿瘤的皮肤镜下特征．皮肤科学通报，2018，35（2）：185-192.

013　皮肤 B 超误诊为毛母质瘤的外毛根鞘囊肿 1 例

病历摘要

患者，女性，48 岁，主因“头部结节 11 年，渐增大”就诊。

[现病史]　患者于 11 年前无意中发现头顶部结节，约花生米大小，无瘙痒、压痛等不适，之后于头枕部也发现类似结节，皮疹逐渐增大。来我院就诊并行彩超检查示头顶部及枕部偏左侧真皮内低回声不均质结节伴钙化，考虑毛母质瘤?

[既往史]　该患者平素体健，个人史、家族史均无特殊。

[皮肤科检查]　头顶部及枕部分别可触及 2 个蚕豆大小皮下结节，表面呈肤色，触之质韧，活动度可，压痛阴性，皮温正常（图 13-1A）。择期手术切除。

[辅助检查]　行组织病理检查：（头皮）真皮内可见一囊腔，其内包含无定型致密的角蛋白物质，囊肿被覆鳞状上皮，角质形成细胞淡染，无颗粒层，囊肿内多发钙化。符合外毛根鞘囊肿（图 13-1B、图 13-1C）。

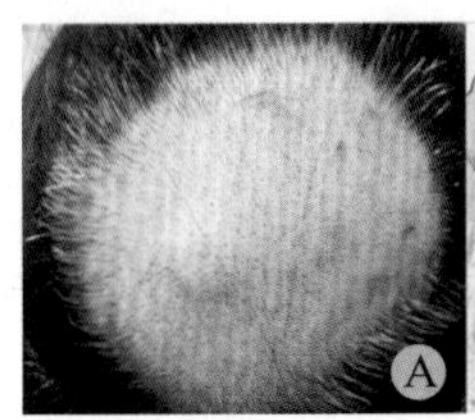

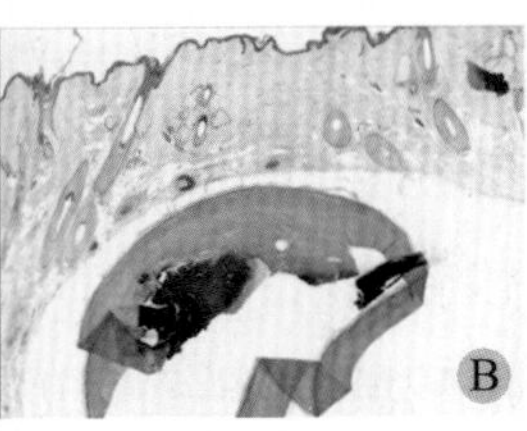

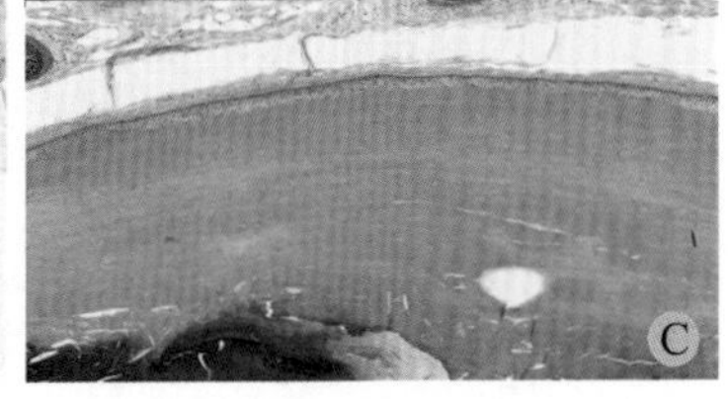

A：头顶皮下结节　　B：HE，×40　　C：HE，×100

图 13-1　专科检查

[诊断]　外毛根鞘囊肿。

病例分析

外毛根鞘囊肿又称毛发囊肿，Pinkus 在 1969 年证实该囊肿来源于毛囊峡部的外毛根鞘。该病以女性多见，常在中年发病，家族史阳性者易多发。临床表现为表面光滑、质地较坚实的囊性结节，90% 的患者好发于头皮，偶见于面部、颈部和躯干部。外毛根鞘囊肿在生物学行为上为良性，但可有局部侵袭；极少恶变，若发生恶变则可导致远处转移。有时和增生性外毛根鞘瘤并发或继发增生性外毛根鞘瘤。

外毛根鞘囊肿的诊断主要依据组织病理学检查，表现为真皮内囊肿，囊壁周围为基底样细胞呈栅栏状排列，接近囊腔的细胞为苍白色的角质形成细胞，细胞质淡染，无颗粒层，突然转变成嗜伊红染色的角蛋白，部分细胞中可保留残余的细胞核。约 25% 的患者囊内可见钙化。若囊壁破裂，会伴发异物反应。该囊肿治疗方法简单，直接手术切除即可。

外毛根鞘囊肿与表皮囊肿同属于毛囊来源，鉴别诊断主要依赖于组织病理。表皮样囊肿来源于毛囊漏斗部，而外毛根鞘囊肿来源于毛囊峡部，其囊壁结构均为鳞状上皮样结构，区别在于前者有颗粒层，而后者无颗粒层。有研究称外毛根鞘囊肿较表皮样囊肿更易发生钙化。部分表皮样囊肿在皮损表面有一黑头粉刺样开口，挤压后有油脂样臭味物质流出，据此不难诊断。

本例患者临床以皮下结节为主，皮肤超声中可见钙化，提示为毛母质瘤，但经组织病理检查后最终排除。毛母质瘤又称钙化上皮瘤，也是来源于毛囊，临床表现无特异性，组织病理发现鬼影细胞是其重要的诊断依据，影细胞间质钙盐沉积随病程进展逐渐增多。钙化上皮瘤在超声影像上表现为位于皮下组织的肿瘤，单发、实性、质硬，边界清楚，内部不均质低回声结节、周边为低回声晕、有散在强回声点（尤其是散点状或弧形钙化）、伴或不伴声影。该病例提示我们

虽然皮肤超声在观察包块的位置、大小、边界、形态及血流情况等有绝对优势，但单纯对影像学检查的依赖则会增加误诊、误治的风险。

病例点评

皮肤囊肿及肿瘤的诊断长期以来一直是临床工作的一大难点，通常需要手术切除及病理检查，但出于人为经验及疾病早期的非特异性表现等因素的影响，容易因手术切除不彻底或病灶残留导致疗效不佳，因此需借助影像学检查初步了解肿瘤的组织深度、大小、血供、是否合并感染等信息。该病例在皮肤超声检查时发现钙化影，故误诊为毛母质瘤，但需要注意的是，钙化为继发性皮损，可见于多种皮肤肿瘤甚至感染性疾病，因此，任何检查都需要我们在扎实临床基本功的前提下结合应用才能更好地发挥其辅助作用。

参考文献

1. 刘青武，秦春芳，杨顶权．多发性外毛根鞘囊肿 1 例．中国皮肤性病学杂志，2018，32（4）：487-488.
2. MCKEE P H，CALONJE E，GRANTER S R. 皮肤病理学：与临床的联系．3 版．朱学骏，孙建方，译．北京：北京大学医学出版社，2006：1670-1671.
3. 赵梦竹，向茜，邱逦．毛鞘囊肿与表皮样囊肿的声像图特征分析．临床超声医学杂志，2018，20（6）：431-432.
4. 谢雄风，高金平，张学军．高频超声在皮肤科的应用．中华皮肤科杂志，2017，50（10）：768-770.
5. 俞丽．外毛根鞘囊肿的 CT 影像表现特征．医学影像学杂志，2018，28（9）：1574-1575.
6. PASQUALI P，FREITES-MARTINEZ A，FORTUNO-MAR A. Ex vivo high-frequency ultrasound：a novel proposal for management of surgical margins in patients with non-melanoma skin cancer. J Am Acad Dermatol，2016，74（6）：1278-1280.

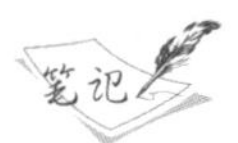

014　皮脂腺痣 1 例

病历摘要

患者，女性，18 岁，主因“面、颈部斑块 18 年，渐增大”就诊。

[现病史]　患者自出生后即发现右侧面部、颈部一线状斑块，黄褐色，略突出皮面，触之粗糙，无自觉不适，未予特殊处理。斑块渐增大，呈长条状，表面呈疣状，颜色较前加深，触之粗糙，不伴瘙痒、破溃、疼痛等不适。否认食物、药物过敏史。

[个人史]　学生，月经史无特殊。

[家族史]　父母无类似皮疹。

[体格检查]　系统查体未见异常。

[皮肤科检查]　右侧面部、颈部可见色素斑块，起自右耳垂前方，止于颈部上 1/3 部分，纵向分布，黑褐色，疣状，长约 7.5 cm，最宽处约 1 cm，突出皮面约 0.4 cm，斑块表面无毛发生长，触之粗糙，质韧，无红肿、破溃，边界清楚，周围无明显卫星病灶（图 14-1）。

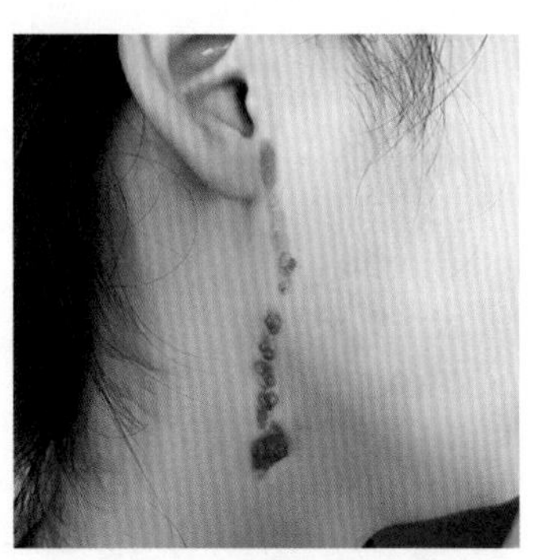

图 14-1　右侧面颈部线状斑块

[辅助检查]　组织病理：（右侧面、颈部）送检皮肤组织，鳞状上皮单纯性增生伴角质囊肿形成，皮脂腺增生伴血管周围淋巴细胞为主炎细胞浸润（图 14-2）。

[诊断]　皮脂腺痣。

[治疗]　手术切除。

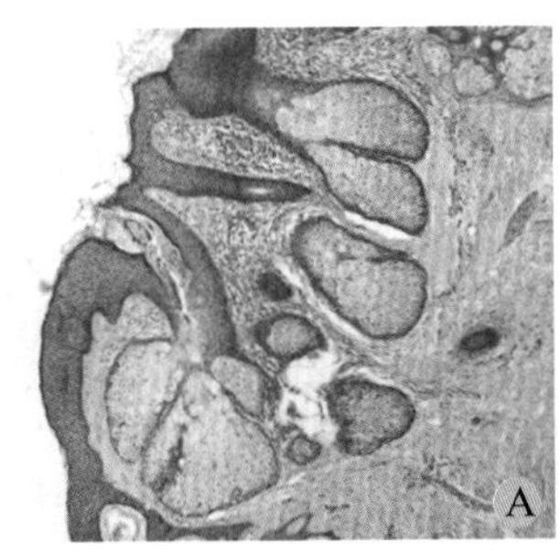
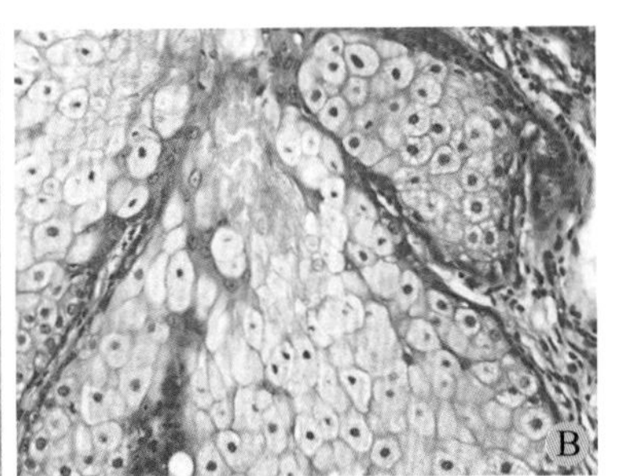

A：HE，×40　　B：HE，×200

图 14-2　组织病理

病例分析

皮脂腺痣是 1895 年 Jadassohn 首先描述的，是一种表皮、真皮及皮肤附属器所构成的器官样痣，主要成分通常为皮脂腺。该病又称器官样痣、先天性皮脂腺增生、皮脂腺错构瘤及毛汗管皮脂腺痣。该病常见于头皮及面部，多为单个损害。少数病例可见多数斑块或结节，呈圆形及卵圆形，头、面部以外的部位多呈带状分布。该病往往发生在出生不久或出生时。新生儿发病率超过 0.3%，男女发病率相当。先天性皮脂腺痣常呈线状，广泛分布于头部，甚至颈、肩部，常伴有神经系统病变等异常。组织病理具有诊断意义，在青春期或青春前期的皮损中，半数以上可在真皮深部，皮脂腺小叶的下方出现异位的大汗腺。治疗以手术切除为主，也可以用电干燥或刮除术治疗，一般在青春期前进行。若祛除不彻底，仍可复发。

病例点评

皮脂腺痣主要是皮脂腺腺体增生的结果，在斑块中尚可发生结节。有 10% ～ 40% 的患者在该病基础上并发上皮瘤。皮脂腺痣可

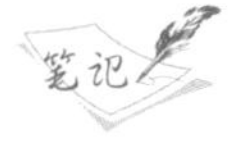

并发多种皮肤肿瘤，其中乳头状汗管囊腺瘤和毛母细胞瘤样增生最常见，各占5%。如幼年在头皮、面部发生黄色或棕褐色斑块状损害，有时甚至成疣状，即应考虑该病。临床上需要与其鉴别的疾病有幼年性黄色肉芽肿、黄色瘤、单发性肥大细胞增生病、幼年性黑素瘤、毛母质瘤及乳头状汗管囊腺瘤。此时均需做病理检查加以鉴别。治疗可选择手术切除，也可以用电干燥或刮除术治疗，一般在青春期前进行。

参考文献

1. BOLOGNIA J L，JORIZZO J L，RAPINI R P. 皮肤病学 . 2 版 . 朱学骏，王宝玺，孙建方，等译 . 北京：北京大学医学出版社，2014：1862-1864.
2. 赵辨 . 中国临床皮肤病学 . 南京：江苏科学技术出版社，2009：1548-1550.
3. KAMYAB-HESARI K，SEIRAFI H，JAHAN S，et a1. Nevus sebaceus：a clinicopathological study of 168 cases and review of the literature. Int J Dermatol，2016，55（2）：193-200.

015　角化棘皮瘤 1 例

病历摘要

患者，男性，68 岁，主因“右侧颊部结节 2 个月”入院。

[现病史]　2 个月前右侧颊部出现一绿豆大小丘疹，无红肿、疼痛等不适。搔抓后有渗液，自行外用“云南白药”可愈合。反复抓破后皮疹逐渐增大。为求诊治，就诊于我科。自发病以来，精神食欲可，睡眠可，无明显体重减轻。

[个人史]　无药物过敏。既往史、家族史及婚育史无特殊。

[皮肤科检查]　右则颊部可见一大小为 1.5 cm × 2 cm 的结节，质硬，中央呈火山口样，充满角质物，无明显分泌物（图 15-1）。

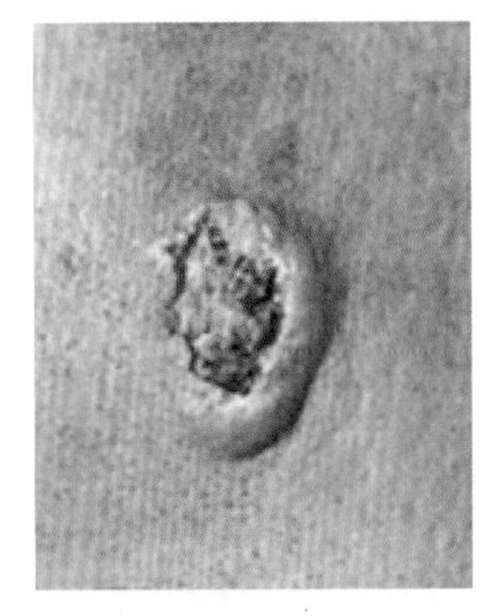

右颊部可见一 1.5 cm × 2 cm 大小结节，质硬，中央呈火山口样，充满角质物，无明显分泌物。

图 15-1　皮肤科检查

[辅助检查]　血常规、尿常规、生化等实验室检查均正常。给予局麻下肿物切除，并行组织病理检查（图 15-2）：表皮层向上、下两侧增生，中央凹陷呈火山口状，充满角质，两侧的表皮呈拱壁状，角珠增多。角质形成细胞团块内可见小脓肿。瘤体下界清晰，异形细胞少，周围可见致密炎症细胞浸润。

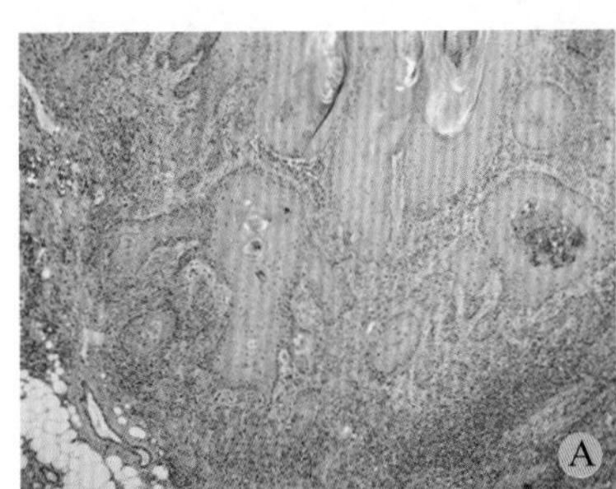

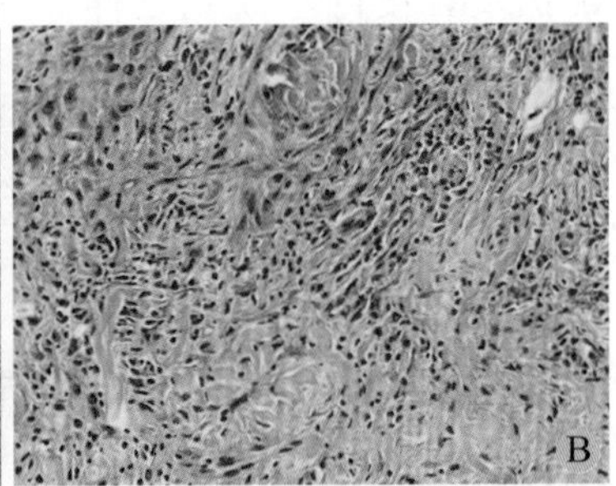

A：HE，× 40　　B：HE，× 200

图 15-2　皮肤组织病理

[诊断]　角化棘皮瘤。

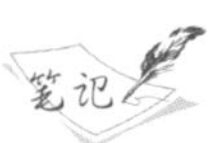

病例分析

角化棘皮瘤又称为自愈性原属性鳞状细胞癌、皮脂性软疣、鳞状细胞假上皮瘤等，是一种非常少见的、生长很快的良性皮肤肿瘤。可能的病因包括病毒感染、日光暴晒、外伤、职业性接触煤焦油与石油产品、暴露在致癌物中等，其中以病毒感染的可能性最大。

角化棘皮瘤在临床上分为单发型、多发型及发疹型三型。单发型角化棘皮瘤最常见，以 60 ～ 70 岁患者多见，好发于皮肤暴露部位，特别是面部中央、鼻、颊和眼周，常无自觉症状，初起为表面光滑的小丘疹，肤色正常或呈淡红色，渐增生为坚实圆顶形结节，中央充满角质，呈火山口状。直径通常在数周内增长到 1 ～ 2 cm 或更大。一般在半年内自行消退，留有轻度凹陷的萎缩性瘢痕。结节性损害时容易与寻常疣相混淆，而给予冷冻处理，导致皮损激惹。多发型不常见，以 20 ～ 30 岁男性多见，可发生于全身各处，不一定发生在暴露部位，皮损形态与单发型类似，但数目多，皮损较小，很少能自然消退。发疹型罕见，分布广泛，皮损由大量直径为 2 ～ 7 mm 的半圆形丘疹组成，中央角化，伴有剧烈瘙痒。

组织病理学：表皮呈火山口样，其中充满角质，底部表皮增生呈条索状及真皮内不规则延伸，内见不典型细胞，增生表皮内有角化珠。火山口周围表皮呈唇样突起，有嗜酸性淡染胞质大的鳞状细胞伸向真皮，但没有落入真皮。有核分裂象及鳞状窝。真皮内有显著炎症反应。

角化棘皮瘤需要临床结合病理做出诊断，应与鳞状细胞癌及假性上皮瘤样增生鉴别。

治疗上单发型患者采用手术切除或放射治疗，多发型患者根据其造成的破坏程度，个别处理。

病例点评

角化棘皮瘤是一个快速生长的皮肤肿瘤，关于其性质仍有争议。一些专家认为其起源于毛囊漏斗部的良性肿瘤，可自然消退。由于瘤体内常可见细胞的异型性，又称为假恶性肿瘤或鳞状细胞癌的一个亚型。对病程较短、直径在 2 cm 以内、具有典型角化棘皮瘤临床表现及组织病理学特征者，一般予以观察，1～2 个月随访 1 次，直至完全消退。对于直径大于 2 cm 者，则按鳞状细胞癌处理，予以手术切除。

参考文献

1. BOLOGNIA J L，JORIZZO J L，RAPINI R P. 皮肤病学 . 2 版 . 朱学骏，王宝玺，孙建方，等译 . 北京：北京大学医学出版社，2014：1810-1817.
2. 赵辨 . 中国临床皮肤病学 . 南京：江苏科学技术出版社，2009：1526-1527.
3. 黄显琼，成琼辉，朱堂友，等 . 角化棘皮瘤 63 例临床表现及组织病理分析 . 中国皮肤性病学杂志，2015，29（6）：589-590.

016　匍行性血管瘤 1 例

病历摘要

患者，女性，37 岁，主因“左侧躯干及上下肢红斑 30 余年”就诊。

［现病史］ 患者出生时左上肢即存在红色斑片，后随生长逐渐向外扩展，波及左侧躯干及下肢，久站后明显。

［既往史］ 体健，否认特殊病史，否认家族史。

［体格检查］ 系统检查未见明显异常。

［皮肤科检查］ 左侧躯干及上下肢可见泛发不规则红色斑片，右腰背部可见小面积受累，边界清楚，压之不褪色（图 16-1）。

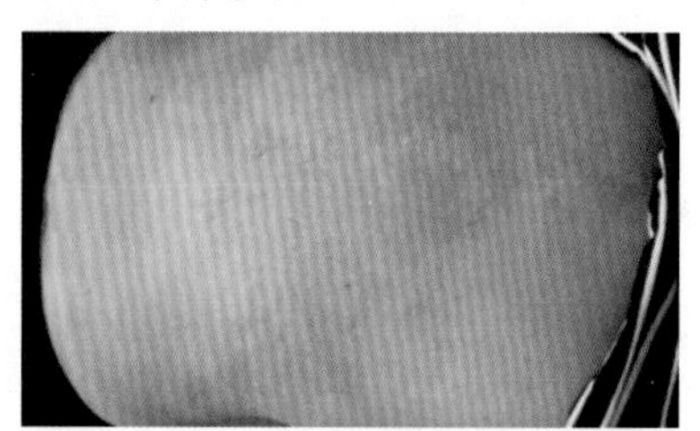

图 16-1　背部可见不规则的红色斑片和中间散在分布的正常皮肤

［辅助检查］ 皮肤镜示淡红色至黄色背景，大量点状、球状血管，呈“泻湖”样表现（图 16-2）。组织病理示表皮大致正常，真皮乳头内可见扩张的管腔，腔内充满红细胞，管壁由单层内皮细胞组成，部分内皮细胞肿胀（图 16-3）。

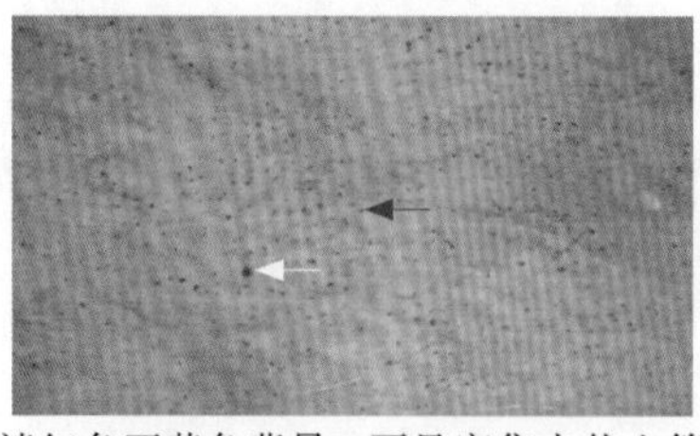

淡红色至黄色背景，可见密集点状血管（红色箭头）和散在球状血管（白色箭头）

图 16-2　皮肤镜（×30）

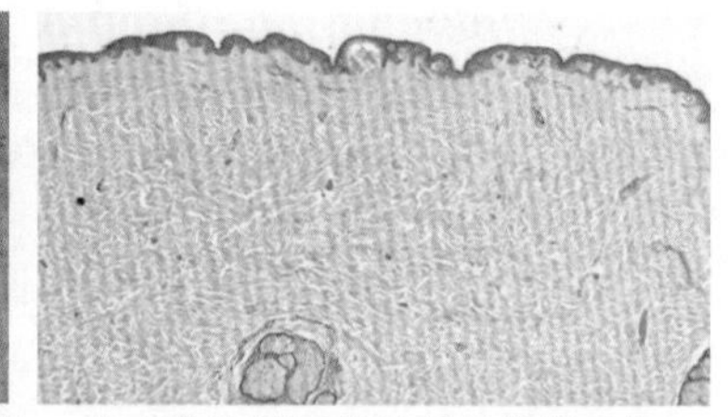

真皮乳头层可见扩张扭曲的毛细血管，其内可见大量红细胞

图 16-3　皮肤组织病理（HE，×40）

［诊断］ 匍行性血管瘤（angioma serpiginosum，AS）。

［治疗］ 建议脉冲染料激光治疗。

病例分析

匐行性血管瘤是一种罕见的主要累及皮肤小血管的毛细血管扩张性皮肤病，由 Hutchinson 于 1889 年首次报道。临床表现为散在或成片出现的红色、暗红色斑疹，多成群出现，匐行或环形为其发展模式。该病好发于 20 岁以下女性，下肢多见，多为单侧。全身任何部位皮肤都可受累，手掌、足底很少受到影响，部分病例累及视网膜及神经系统。组织病理示真皮乳头层及真皮上层有扩张扭曲的毛细血管。

本例患者临床及组织病理较为典型，匐行性血管瘤诊断成立。皮肤镜下显示在淡红色至黄色背景中可见大量点状、球状血管，也有病例观察到除典型“泻湖”样表现外，还可见逗号、发夹状血管。大多数学者认为匐行性血管瘤是一种毛细血管痣。发病机制尚不清楚，绝大多数为散发病例，少数患者有家族史，为常染色体显性遗传。鉴于该病好发于女性，过去曾认为雌激素水平升高为该病病因，研究证实皮疹部位缺乏雌激素受体，故上述观点被否认。

该病需与色素性紫癜性皮病和鲜红斑痣鉴别。前者皮损为苔藓样紫癜性丘疹或毛细血管扩张和胡椒粉样淤点，压之均不褪色。后者出生后或生后不久即可发病，皮损无匐行性边缘。其他尚需与特发性和遗传性毛细血管扩张症及弥漫性体部血管角皮瘤等疾病鉴别。

治疗方面可用氩激光、脉冲染料激光和磷酸氧钛钾激光。

病例点评

临床中表现为躯干、四肢匐行或环形分布的红色斑疹患者，皮肤镜下如观察到“泻湖”样的点球状、扭曲状血管，要考虑到匐行性血管瘤，必要时结合皮肤组织病理检查进一步确诊。

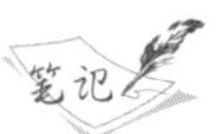

参考文献

1. DIOCIAIUTI A，CUTRONE M，ROTUNNO R，et al. Angioma serpiginosum：a case report and review of the literature. Ital J Pediat，2019，45（1）：53.

2. GHANADAN A，KAMYAB-HESARI K，MOSLEHI H，et al. Dermoscopy of angioma serpiginosum：a case report. Int J Dermatol，2014，53（12）：1505-1507.

3. SINHA P，SINGH P Y，SOOD A，et al. Blaschkoid angioma serpiginosum：a dermoscopic diagnosis. Indian Dermatol Online J，2018，9（2）：127-129.

4. BISHARA M，JIARAVUTHISAN M，WEINSTEIN M. A 13-year-old presenting with recurrent angioma serpiginosum. J Cutan Med Surg，2018，22（5）：511-513.

5. RHO N K，KIM H，KIM H S. Successful treatment of angioma serpiginosum using a novel 532 nm potassium titanyl phosphate（ktp）laser. J Dermatol，2014，41（11）：996-998.

017　基底细胞癌 1 例

病历摘要

患者，女性，61 岁，主因“右颞部浸润性斑片 2 ～ 3 年，无自觉症状”就诊。

［现病史］　患者 2 ～ 3 年前右颞部出现一黄豆大小红色斑片，无自觉症状，未予重视。近半年皮损逐渐增大至 2.5 cm × 3.0 cm 大小，中央稍有隆起，上覆白色鳞屑及血痂，瘙痒及疼痛均不明显，为求进一步诊治于 2018 年 4 月 21 日来我科就诊。

［既往史、个人史、家族史］　无特殊。

［体格检查］　各系统检查未见异常。

［皮肤科检查］　右颞部可见一约 2.5 cm × 3.0 cm 大小的红色至淡褐色斑片，中央稍有隆起，上覆白色鳞屑及血痂，周边有毛细血管扩张（图 17-1）。

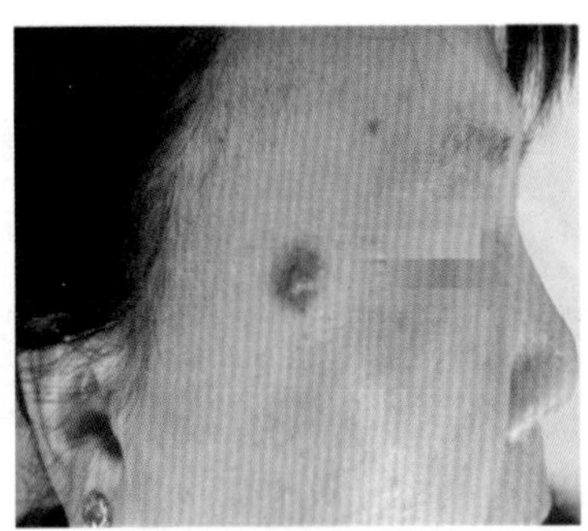

图 17-1　皮肤科检查

［辅助检查］　①皮肤镜：红棕色背景，多发蓝灰色小球，枫叶样结构，树枝状毛细血管扩张，中央有亮白色团块、条纹，上覆白色鳞屑、血痂（图 17-2）。②组织病理：表皮萎缩，真皮乳头层至

网状层上部有大小不等的基底细胞团块，呈条索状或腺样结构，部分与表皮相连，团块周围可见裂隙形成（图 17-3）。

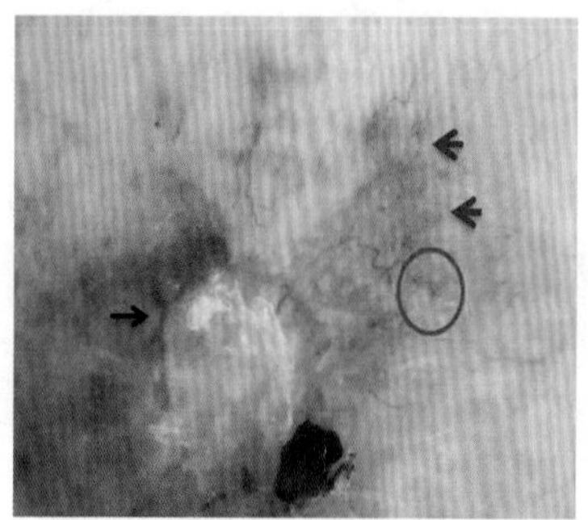
图 17-2 右颞部皮肤镜检查（×30）

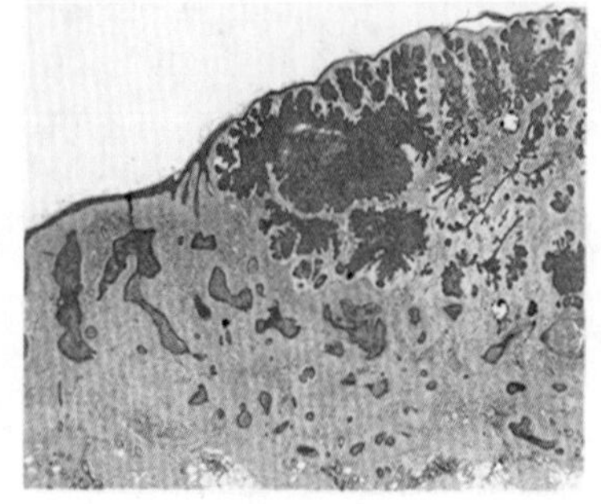
图 17-3 组织病理（HE，×40）

[诊断] 基底细胞癌（basal cell carcinoma，BCC）（腺型）。

[治疗] 予手术切除，定期随访。

病例分析

BCC 是人体最常见的皮肤肿瘤，多见于老年人，男性患病率高于女性，室外工作者多见。好发于面部，尤其是颜面三角区（鼻、颊部和耳部），多单发，无自觉症状。BCC 表现多样，除常见的结节溃疡型、色素型、浅表型、硬斑病样型外，有报道称不典型、少见型共 26 种，易发生漏诊、误诊。但 BCC 在皮肤镜下有特异性表现，可大大提高其诊断率。典型的色素型 BCC 皮肤镜下 6 大阳性特点与组织病理学的对应关系：①大的蓝灰色卵圆巢：对应真皮内聚集的境界清楚的含色素的肿瘤细胞巢；②多发的蓝灰色小球：对应真皮乳头层和（或）网状层内伴有色素沉积的小的圆形肿瘤细胞巢；③枫叶样结构：对应表皮或真皮乳头层的含色素沉积的多发的彼此相连的肿瘤细胞团块；④轮辐状区域：对应与表皮相连的肿瘤细胞团块聚集；⑤树枝状血管：对应真皮内扩张的血管；⑥亮白色的条

纹为相互平行或垂直的离散的白色线，与真皮浅层增多或变性胶原有关。以上 6 个阳性特点至少具备其一，且满足 1 个阴性标准（不含色素网）即可考虑为 BCC。

本例患者为老年女性，病史较长，皮损不典型，无自觉症状，未予重视，皮肤镜检查显示多发蓝灰色小球、枫叶样结构、树枝状血管，中央有亮白色条纹及团块，具备 BCC 皮肤镜诊断模式中 3 个阳性特点，符合不含色素网的阴性标准，高度提示 BCC，进一步行皮损组织病理示真皮内蓝色基底细胞团块呈栅栏状排列，肿瘤团块和周围基质之间有裂隙形成，诊断 BCC 较为明确，其中部分蓝色团块呈条索状或腺样结构，提示向皮脂腺或汗腺结构分化，考虑腺样型。治疗给予手术切除，定期随访。

病例点评

①本例患者皮损无自觉症状，未予重视，行皮肤镜检查高度怀疑 BCC，皮肤镜作为一种新兴的无创性皮肤影像学技术，有其特异性表现，对可疑患者可配合皮肤镜检查、组织病理甚至免疫组化检查，综合判断，尽量做到早期诊断、早期治疗。②治疗方面：BCC 因其独特的生长特性，依赖特定的疏松结缔组织基质，只发生于局部侵袭，很少转移，治疗上以局部手术切除为主，必要时联合刮除术或放疗等，临床治愈率多在 95% 以上。

参考文献

1. MENZIES S W，WESTERHOFF K，RABINOVITZ H，et al. Surface microscopy of pigmented basal cell carcinoma. Arch Dermatol，2000，136（8）：1012-1016.
2. 王诗琪，刘洁 . 结节型基底细胞癌 . 临床皮肤科杂志，2019，48（4）：195-197.

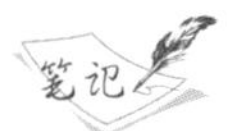

018 Bowen 病伴发侵袭性鳞癌 1 例

病历摘要

患者，男性，66 岁，主因“腹部、四肢浸润性斑块 5 年，偶伴痒痛”就诊。

[现病史] 5 年前无意中发现全身出现散在豆大肤色丘疹，表面粗糙，后逐渐增大，偶有微痒，搔抓后触痛不适，多次以“湿疹”治疗，效果不佳。近 1 个月左季肋区出现黄豆大小红色斑块，现增至核桃大小，仍无明显不适，为求进一步诊治来我科。病程中无发热、体重改变等不适，大小便正常。

[皮肤科检查] 右大腿伸侧、左季肋区、左手背第 4 和第 5 掌指关节处可见不规则红褐色斑，分别约手掌、鸡蛋、核桃大小，皮损边界清晰，边缘略隆起，上有角化性鳞屑、痂皮，左手背红褐色斑内有樱桃大小半球形质硬斑块伴少量渗液（图 18-1）。其余体格检查未见明显异常。

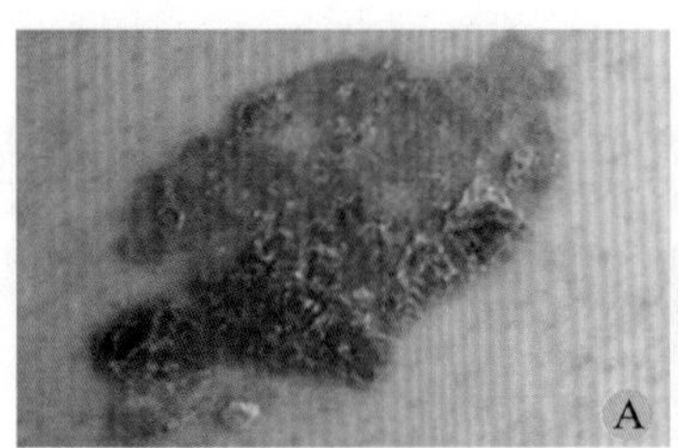

A：右大腿伸侧

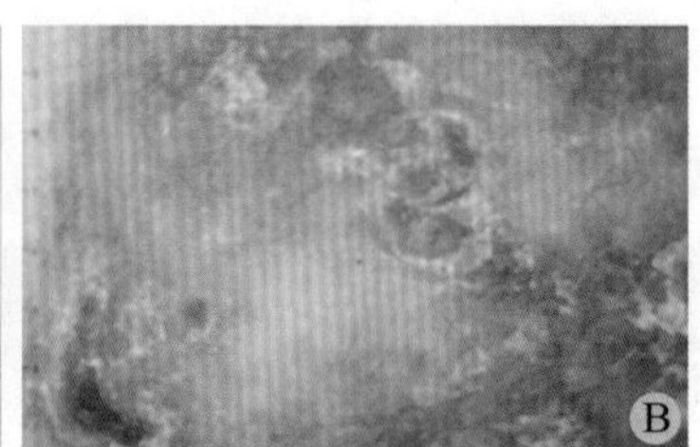

B：左季肋区

图 18-1 皮肤检查

[辅助检查] 入院后心电图、胸片及腹部彩超检查结果大致正常，外周血常规、生化全项、肿瘤标志物及红细胞沉降率未见明显异常。皮肤镜：右大腿伸侧示暗红色背景，灶性分布痂屑，红斑处

密集分布点球状部分呈肾小球状血管；左季肋区示暗红色背景，中央可见糜烂、渗液、结痂，皮损边缘密集分布血管（图 18-2）。组织病理：（右大腿）表面渗液结痂、坏死，表皮细胞增生，排列紊乱，核大小深染不一，可见大量坏死角质形成细胞，可见鳞状涡（白箭头）；真皮浅层可见大量炎性细胞浸润；不排除鳞癌。（左季肋区）表面渗液结痂，表皮细胞排列紊乱，散在角化不良细胞，可见有丝分裂象，真皮浅层淋巴细胞呈带状浸润，符合 Bowen 病。（左手背）表皮缺损，表皮增生，表皮内可见核深染不一角质形成细胞，可见角珠形成，不除外鳞癌（图 18-3）。

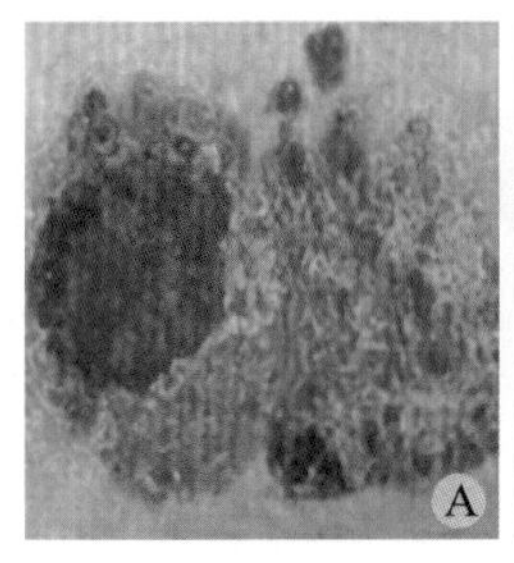
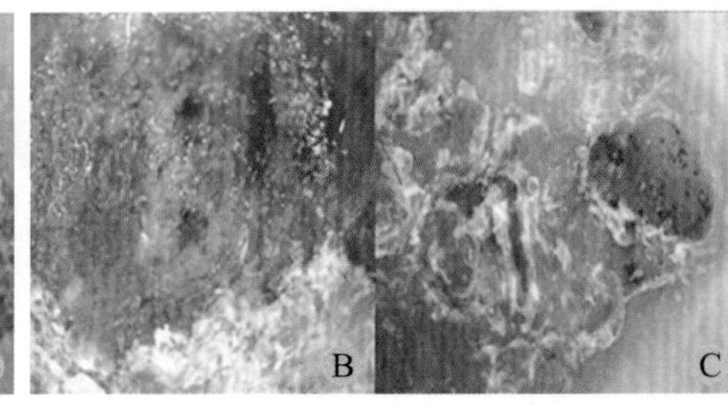

A：右大腿伸侧（×20）　　B、C：左季肋区（×200）

图 18-2　皮肤镜检查

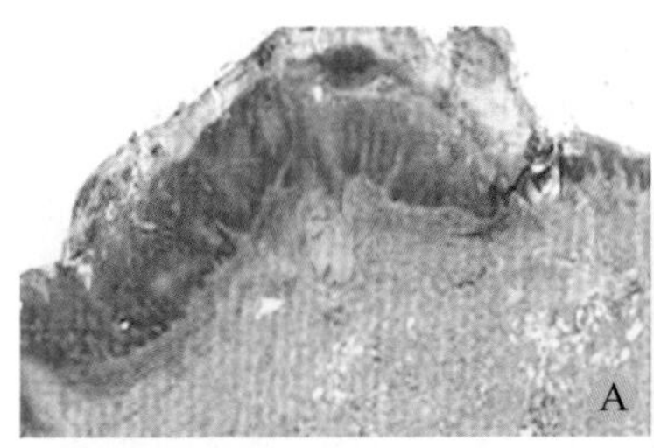
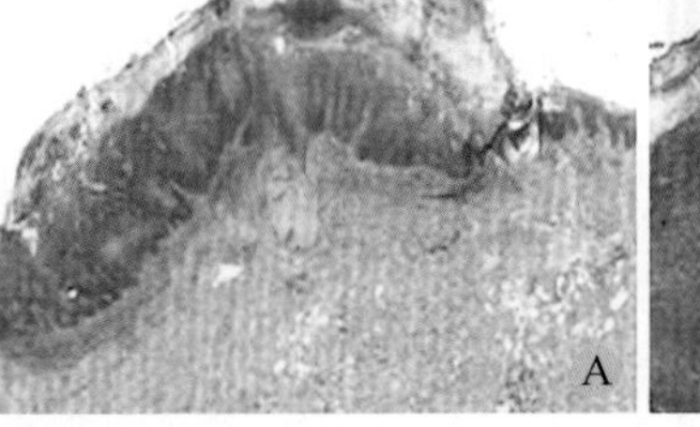
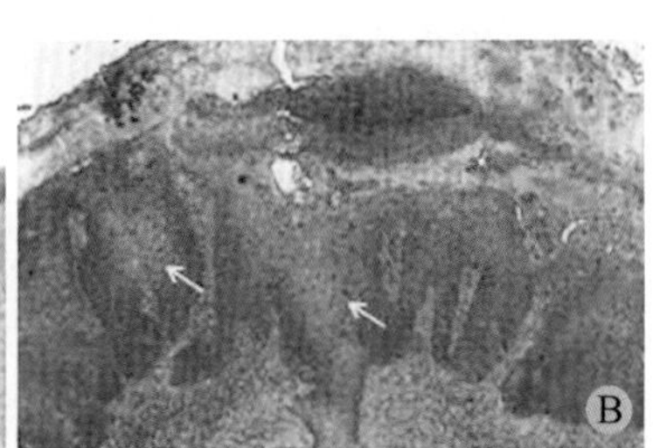

A：右大腿（HE，×40）　　B：右大腿（HE，×100）

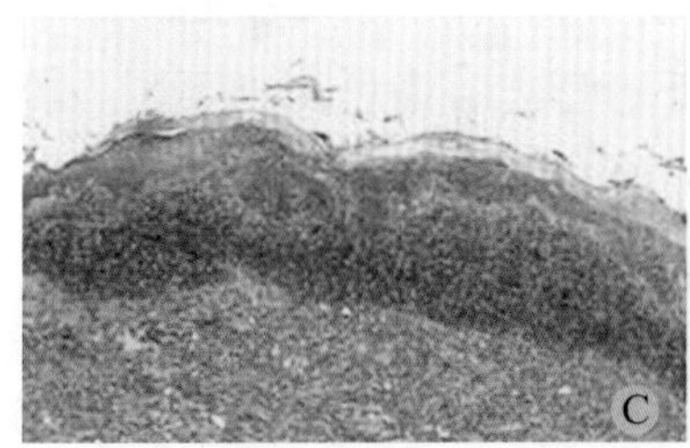
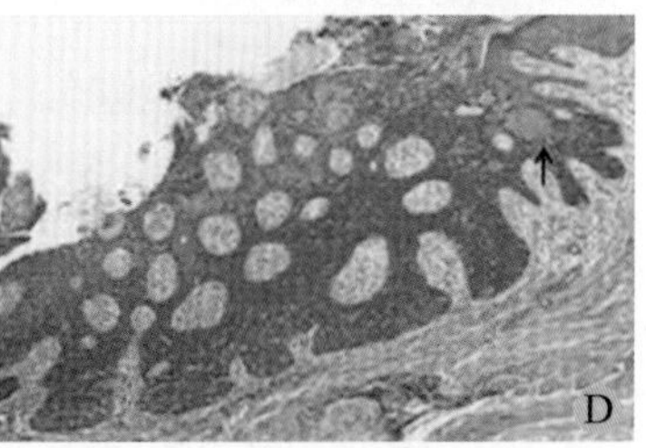
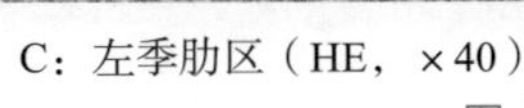

C：左季肋区（HE，×40）　　D：左手背（HE，×40）

图 18-3　组织病理

[诊断] Bowen 病（Bowen's disease，BD）合并侵袭性鳞癌。

[治疗] 手术切除。

病例分析

Bowen病又称原位鳞状细胞癌，多见于中老年人。病程进展缓慢，可迁延数年至数十年，绝大多数患者终身保持原位癌状态，但也有少数（3% ～ 5%）患者可发生侵袭性生长及转移。该病皮损具有一定的演变特点：初起为正常皮肤上出现色素斑或色素性丘疹，进而逐渐扩展，出现角化、鳞屑、结痂、轻度乳头瘤样增生；早期可无自觉症状，病情严重时可有剧烈瘙痒或疼痛和（或）出血等。该病的组织病理特征为表皮细胞极性排列紊乱，大小形态不一，并可见角化不良细胞，但异形细胞未突破基底膜。本患者即为 Bowen 病继发侵袭性鳞癌的一个少见病例。

皮肤鳞状细胞癌（squamous cell carcinoma，SCC）主要发生在曝光部位的皮肤，皮损表现为坚实的、肤色或粉红色的、光滑或角化过度的丘疹、结节或斑块，可能出现溃疡，皮损多无症状或偶有瘙痒感，溃疡处可能导致疼痛、出血。SCC 常发生于一些慢性炎症性皮肤病、慢性皮肤溃疡、窦道、烧伤瘢痕等疾病的基础上。SCC 属于侵袭性癌，组织病理表现为癌组织从表皮向下生长突破基底膜带并侵入真皮呈不规则的巢状、团块状、条索状，其癌细胞有不同程度的异形性，表现为细胞核大小、形态、染色深染不同，可见巨核细胞和多核细胞，核分裂象多见，可见病理性核分裂，常有角化不良细胞，鳞状旋涡（角珠），有时可看到肿瘤细胞围绕神经浸润。根据癌细胞的分化程度，病理上又分为高分化、中分化和低分化 3 种类型。

皮肤镜在鳞状细胞肿瘤的诊断中也能提供一定的线索。

Bowen 病的皮肤镜表现：①盘绕状血管，亦称肾小球状血管，即肾小球样紧密盘绕的血管；②簇集分布的血管模式；③表面黄白色鳞屑；④红色背景。前三项同时存在，诊断 Bowen 病的可能性达 98%。

不同病理分型的 SCC 在皮肤镜下有不同表现形式：①高分化 SCC，皮肤镜表现类似角化棘皮瘤：a. 中央黄白色角质物；b. 周围襻状、不规则线状、盘绕状血管，呈不规则分布；c. 珍珠样结构。若由日光性角化发展而来，可见日光性角化的红色假网状模式结合毛囊口扩张结构表现。②中分化 SCC，皮肤镜下外周襻状血管和弥漫黄色至浅棕色无结构区域更常见，常伴有大溃疡，仍可见珍珠样结构。③低分化 SCC，皮肤镜下常缺乏角化结构，表现为红色背景上大量细小线状血管、襻状血管和盘绕状血管的多形性血管模式（> 50% 皮损面积），偶尔可见外周白色无结构区域，这是重要的诊断线索。

病例点评

Bowen 病通常进展缓慢，绝大多数患者终身保持原位癌状态，而该病例在同一患者身上出现多发斑块，经组织病理确诊同时有 Bowen 病和侵袭性皮肤鳞状细胞癌，此现象并不常见。Bowen 病和侵袭性皮肤鳞状细胞癌虽为两种疾病，但实际也是同一种疾病的不同病理发展阶段，尤其是高分化鳞癌在临床上也可表现为斑片、斑块，与 Bowen 病容易混淆，因此需要借助组织病理鉴别。皮肤镜作为无创性检查在鳞状细胞肿瘤的鉴别中有一定指导作用，可作为有创性组织病理检查前的初筛工具。

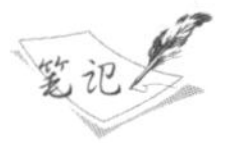

参考文献

1. AZIMI A，YANG P，ALI M，et al. Data independent acquisition proteomic analysis can discriminate between actinic keratosis，Bowen's disease，and cutaneous squamous cell carcinoma. J Invest Dermatol，2020，140（1）：212-222.

2. 中国医疗保健国际交流促进会皮肤科分会皮肤影像学组，中华医学会皮肤性病学分会皮肤病数字化诊断亚学组，中国中西医结合学会皮肤性病专业委员会皮肤影像学组，等 . 鳞状细胞肿瘤皮肤镜特征专家共识（2017）. 中华皮肤科杂志，2018，51（2）：87-91.

3. HASPESLAGH M，NOE M，DE WISPELAERE I，et a1. Rosettes and other white shiny structures in polarized dermoscopy：histological correlate and optical explanation. J Eur Acad Dermatol Venereol，2016，30（2）：311-313.

4. ZALAUDEK I，ARGENZIANO G. Dermoscopy of actinic keratosis，intraepidermal carcinoma and squamous cell carcinoma. Curr Probl Dermatal，2015，46（46）：70-76.

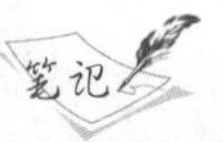

019 Bowen 病 1 例

病历摘要

患者，女性，51 岁，主因“右侧腰背部斑块 1 年余，伴瘙痒”入院。

［现病史］ 患者于 2015 年 6 月发现右侧腰背部红色斑片，表面少许鳞屑，约黄豆大小，一直未予处理，皮疹缓慢增大，逐渐增厚高出皮面，呈红褐色斑块，边界清楚，自觉轻度瘙痒，表面无破溃、渗液，无发热、全身乏力及关节肌肉疼痛等不适。患者精神、食欲、睡眠尚可，大、小便无明显异常，近 4 个月体重下降 4 kg。高血压病 2 年余，控制尚可。血糖升高 1 年，未正规诊治。否认其他疾病史。无药物、砷剂等特殊化学物质、放射物等接触史。家族史无特殊。

［体格检查］ 生命体征平稳，全身浅表淋巴结未触及肿大，心、肺、腹无特殊。

［皮肤科检查］ 右侧腰背部可见 3 cm × 2 cm 大小的暗红褐色斑块，表面有鳞屑，表面无破溃、渗液、出血（图 19-1）。上背部 1 cm × 2 cm 大小暗红色斑片，左上胸部 1 cm × 2 cm 大小暗红色斑片，脐左侧黄豆大小暗红色斑片。右侧腰背部皮损 1 年余，上背部、左上胸部、脐左侧皮损时间不详。

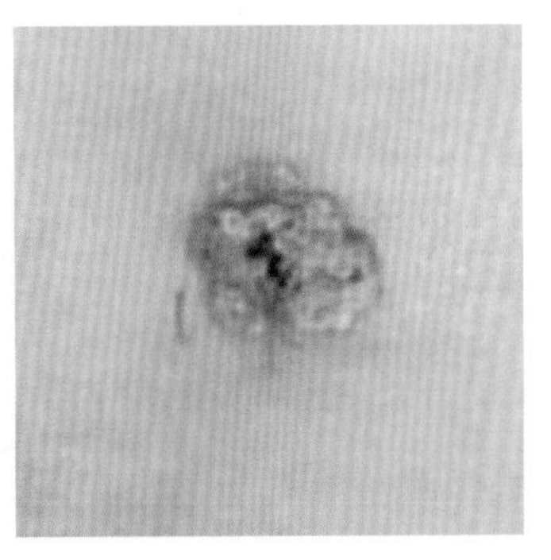

图 19-1 皮肤科检查

［辅助检查］ 血常规、尿常规、便常规未见明显异常。多肿瘤标志物未见异常。血生化：血糖 6.63 mmol/L，肝肾功能、血脂、电解质、心肌酶未见异常。糖化血红蛋白 6.4%。心电图、胸部 X 线、

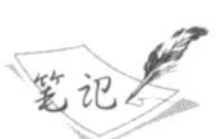

腹部彩超未见明显异常。右侧腰背部皮损皮肤镜：可见暗红色背景上厚层黄白色鳞屑、灶性分布的点球状血管及血痂（图 19-2）。上述 4 处皮损行病理检查均表现为角化过度，角化不全，表皮乳头瘤样增生，棘层肥厚，可见坏死角质形成细胞、核分裂象，真皮浅层血管周围大量淋巴细胞浸润，均符合 Bowen 病（图 19-3）。

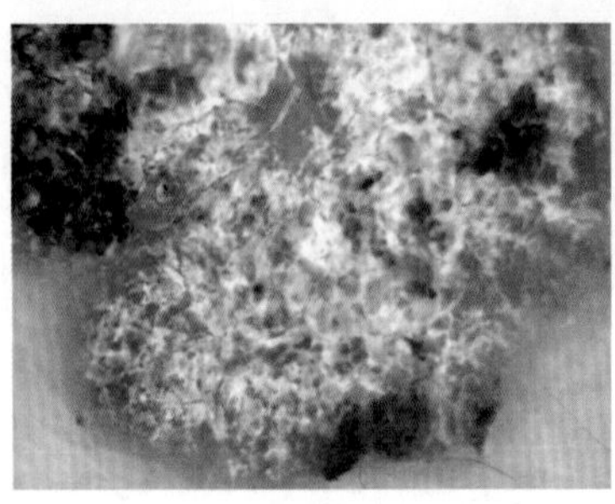

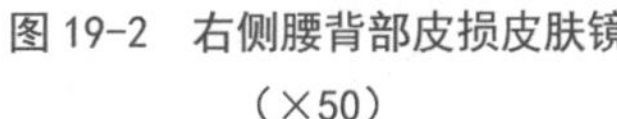
图 19-2　右侧腰背部皮损皮肤镜（×50）

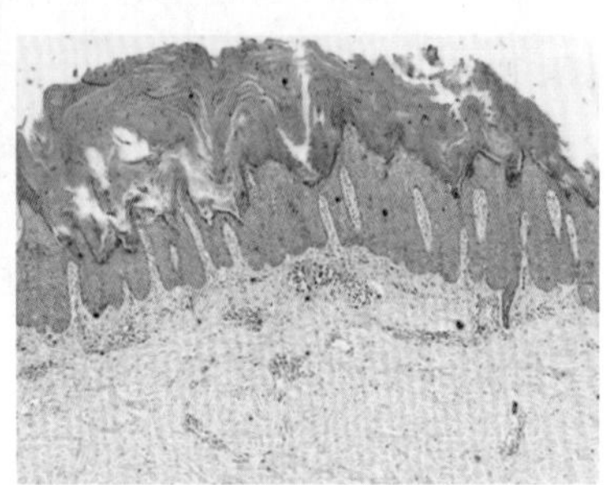

图 19-3　皮肤组织病理（HE，×100）

［诊断］　Bowen 病。

［治疗］　4 处皮损均予手术切除。随访未见新发皮损，原皮损切除处未见复发。

病例分析

Bowen 病曾长期被误认为是一种癌前病变，后来学者们认识到此病的病变虽然能长期限于表皮内，但其本质为真性癌变，是一种表皮内鳞状细胞癌。目前病因未明，大多为原发性，可能与接触砷剂、日光照射、外伤、遗传因素有关。

该病多见于中老年人，多发生在 30 ～ 60 岁，可发生于身体任何部位的皮肤或黏膜，多发于躯干和四肢，一般无自觉症状或感瘙痒。早期为红斑，表面有少量鳞屑或结痂，逐渐扩大后形成大小不一、

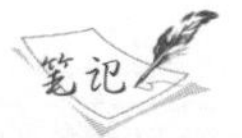

形状不规则的斑块，境界清楚，直径可达 10 cm 以上，皮损表面平坦或不规则高起，可见白色和淡黄色鳞屑，或棕色、灰色厚的结痂，不易剥离，若强行剥离，则露出红色颗粒状湿润糜烂面，或少量出血。损害边缘清楚，稍隆起。触诊时其边缘和底部较硬，底部无或少有浸润。

该病病理表现：表皮增生，棘层肥厚，角化亢进和角化不全，可有痂屑，表皮全层有不典型角质形成细胞，核大小不一，染色深，可见有丝分裂象，可见细胞大而圆、胞质均一红染、核固缩或消失的角化不良细胞，全层细胞排列不规则，表皮、真皮界线清楚，基底膜完整。

我们见到表面有鳞屑和结痂、境界清楚并略高起的暗红色持久性斑片，应考虑该病，组织病理检查可明确诊断。如皮损不大且能耐受手术的患者，应首选手术切除治疗。对于面积较大、皮损位于特殊部位或不能耐受手术的患者，可行冷冻治疗、激光治疗、光动力治疗等。

病例点评

该病例为 Bowen 病，但是随着病情发展，病变也有可能突破基底膜，呈侵袭性生长，这时临床上常常表现为溃疡，所以，早期诊断、及时治疗非常重要。但因该病发展缓慢，多无明显自觉症状，因此多数患者会疏忽大意，不能及时就诊，从而延误病情。该患者就诊时右侧腰背部皮损已 1 年余，且为就诊其他科室期间在家属建议下才来皮肤科咨询，另外，入院后我们还发现了其他几处皮损，患者并不清楚其发生时间。故对于临床上无明显自觉症状的皮损，经常规治疗无效时，我们应积极行组织病理检查，

警惕 Bowen 病可能。确诊后，对于能采用手术治疗的患者都应行手术切除治疗，并且要将切除组织送病理检查观察组织边缘及基底有无病变，肿瘤组织是否完全切除。由于该病可能与肿瘤相关，尤其是多发性损害的患者，所以不要忽视全面检查，排查肿瘤及长期随访。该患者随访至今未发现新发皮损及其他肿瘤。

参考文献

1. 赵辨 . 中国临床皮肤病学 . 南京：江苏科学技术出版社，2010：1519-1520.
2. AGUILAR-BERNIER M，RODRÍGUEZ-BARÓN D，RIVAS-RUIZ F，et al. Long-term efficacy of photodynamic therapy with methyl aminolevulinate in treating Bowen's disease in clinical practice：a retrospective cohort study（2006-2017）. Photodermatol photoimmunol photomed，2019，35（4）：208-213.
3. BATH-HEXTALL F J，MATIN R N，WILKINSON D，et al. Interventions for cutaneous Bowen's disease. Cochrane Database Syst Rev，2013,（6）：CD007281.
4. CALIN M A，DIACONEASA A，SAVASTRU D，et al. Photosensitizers and light sources for hotodynamic therapy of the Bowen's disease. Arch Dermatol Res，2011，303（3）：145-151.
5. 禚欣欣，康定华，徐春兴 . Bowen 病的治疗进展 . 皮肤病与性病，2012，34（5）：268-270.

020　红皮病型蕈样肉芽肿 1 例

病历摘要

患者，男性，55 岁，主因“双下肢红斑、脱屑 1 年余，泛发全身 5 个月，伴瘙痒”入院。

［现病史］　患者 2005 年 11 月双腿皮肤开始出现红斑、脱屑伴有瘙痒。在随后的 1 年内就诊多家私人诊所，自诉口服 90 多服中草药（具体药名不详），效果不佳，皮疹渐波及周身。2006 年 10 月皮肤出现弥漫潮红水肿，伴脱屑；12 月就诊于山西省某医院，诊断为“红皮病型银屑病”，住院 40 余天，皮损减轻出院。出院 1 周皮疹再次加重。2007 年 2 月 26 日就诊太原市某医院和我院，均诊断为“红皮病（原因待查）”，给予抗感染对症治疗，症状无明显改善，为进一步诊治收住我科。患者自发病以来，精神、食欲减退，大小便正常。

［入院查体］　体温 39.9 ℃，神清，精神、食欲差。

［皮肤科查体］　头皮弥漫灰白色厚积鳞屑，双耳后、颈部、腋下、腹股沟可触及大小不一的肿大淋巴结，质韧，无压痛，活动度差，全身皮肤弥漫潮红肿胀，伴大量糠样脱屑，双下肢呈可凹性水肿，手足皮肤角化明显，甲板明显增厚、变形、变浊（图 20-1）。

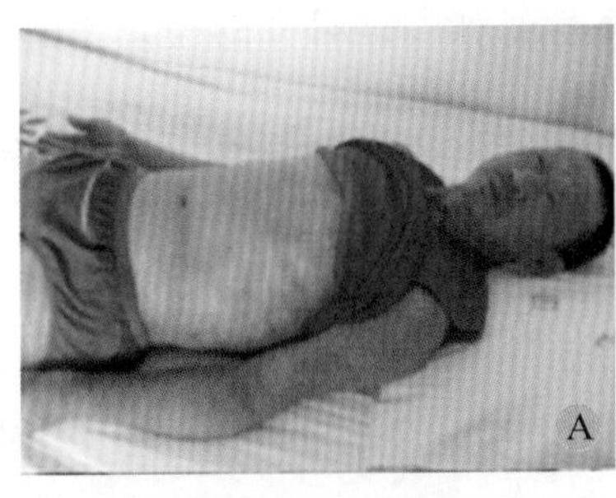

A：头面部、躯干、双上肢弥漫性潮红，皮肤浸润肥厚

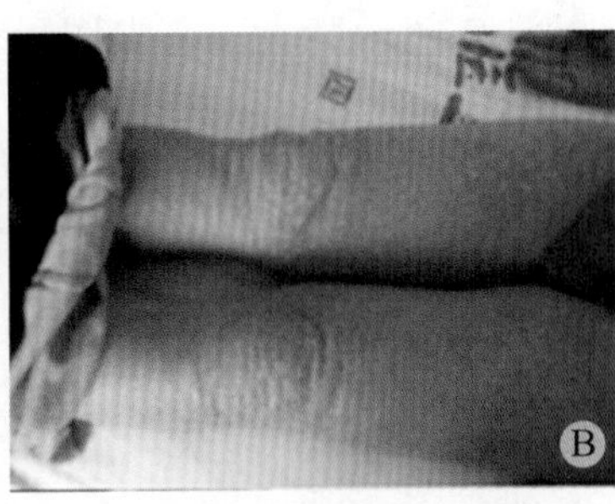

B：双下肢皮肤浸润肥厚伴脱屑，呈可凹性水肿

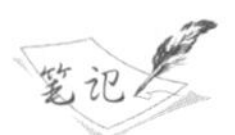

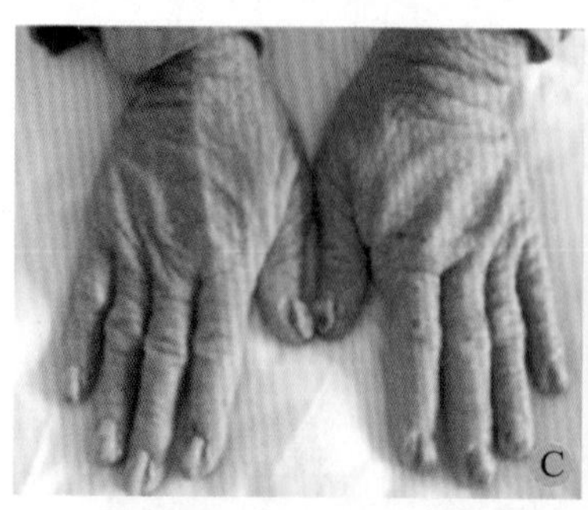
C：双手皮肤浸润肥厚伴脱屑，甲板明显增厚变浊

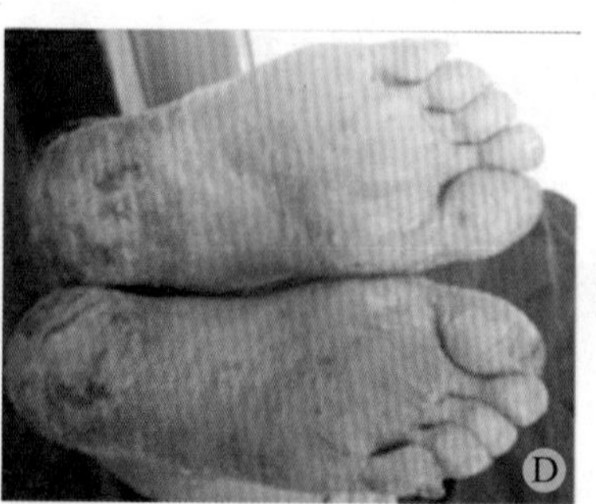
D：足底部角化，上有污浊痂皮

图 20-1　皮肤科检查

[辅助检查] 血常规示白细胞 10.58×10^9/L，红细胞 3.616×10^{12}/L，血红蛋白 111.3 g/L，中性粒细胞百分比 76.08%，嗜酸性粒细胞百分比 0.05%。尿检示潜血（–），蛋白（++），尿胆原（+++）131 μmol/L。便常规、肝炎分型未见异常。生化全项：丙氨酸氨基转移酶（ALT）28 U/L，门冬氨酸氨基转移酶（AST）85 U/L，总蛋白 53.3 g/L，白蛋白 25.1 g/L，糖 7.33 mmol/L，二氧化碳结合力 19.4 mmol/L，钙 1.88 mmol/L，铁 5.4 mmol/L，乳酸脱氢酶 768.00 U/L，羟丁酸脱氢酶 704.00 U/L，高密度脂蛋白 0.50 mmol/L，腺苷酸脱氨酶 46.00 mmol/L；抗 ENA 多肽谱（–）；T 细胞亚群：Th（CD3+，CD4）63.7%，Ts（CD3+，CD8+）21.1%，Th/Ts 为 3.02，总 T 细胞（CD3+）87.4%，NK 细胞 6.70%；红细胞沉降率 5 mm/h，癌胚抗原 8.8 ng/mL。腹部 B 超示脾大；心电图示窦性心律，逆钟向转位。手足皮肤及甲板真菌直接镜检和培养均为（–）。取左耳后淋巴结做组织病理，结果示淋巴细胞侵入表皮，真皮可见异形淋巴细胞，考虑淋巴瘤。免疫组化：CD3（+），CD45RO（+），CD20（±），CD79α（±），考虑 T 细胞淋巴瘤（图 20-2）。

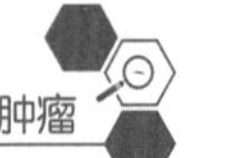

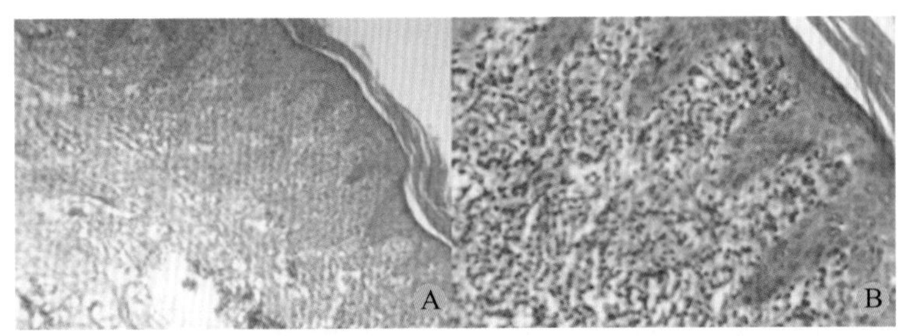

A：真皮可见大量单一核细胞（HE，×100） B：淋巴细胞侵入表皮，并可见核异形性（HE，×400）

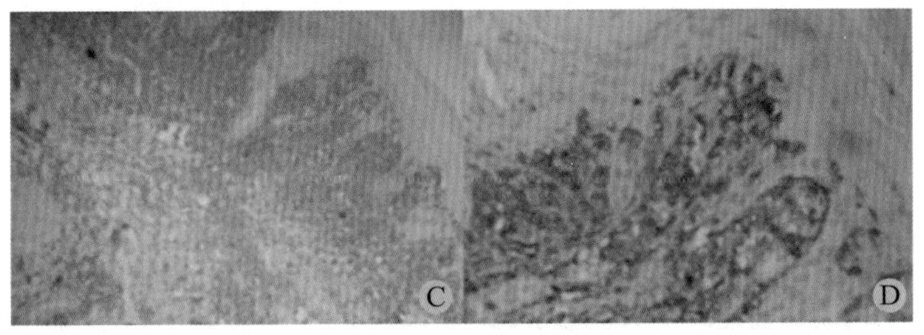

C：CD3（+）（HE，×100） D：CD3（+），可见胞膜着色（HE，×400）

图 20-2 免疫组化

［诊断］ 红皮病型蕈样肉芽肿（mycosis fungoides，MF）。

［治疗］ 患者确诊后转血液科，采用 CHOP-B 方案化疗及对症支持治疗 1 个疗程，全身浸润肥厚明显缓解，潮红脱屑减轻，目前仍在随访中。

病例分析

MF 是一种原发皮肤的淋巴细胞肿瘤。晚期可侵犯淋巴结和内脏。目前认为 MF 是皮肤 T4（T 辅助细胞）淋巴细胞瘤。病因不明，近年多数学者认为与慢性抗原刺激有关，目前倾向于病毒为致病因素，其他可能的致病因素包括葡萄球菌超抗原、持续性衣原体感染和 T 细胞凋亡缺陷等。

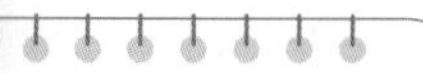
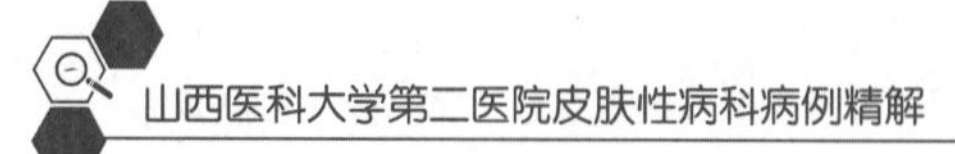

经典的MF呈缓慢性进行性发展，其自然病程可达20～30年以上。男女均可发病，具有从红斑期、斑块期至肿瘤期的演变过程，早期诊断困难。典型的临床表现分为3期，即红斑期、斑块期、肿瘤期，且各个时期的临床特点及组织病理表现不同。

（1）红斑期：皮疹可呈多形性，如红斑、丘疹、斑片、苔藓样变等。但以红斑鳞屑性损害最常见。皮损境界清，不规则。好发于躯干，常伴明显瘙痒。此期一般为2～5年。病理表现：真皮浅层血管周围稀疏的以淋巴细胞为主的浸润；表皮内有单个或小的聚集性淋巴细胞浸润，可伴轻微海绵水肿但无表皮内水疱形成；轻度棘层肥厚。

（2）斑块期：主要为浸润性斑块，大小不等，可伴有小结节。皮损可为淡红、暗红、紫红或褐色等各种颜色，表面光亮。病理表现：真皮浅中层内较为致密的以淋巴细胞为主的带状浸润，同时还可见嗜酸性粒细胞、组织细胞等。部分淋巴细胞核大、不规则，有切迹及少数丝状分裂象。瘤细胞具有亲表皮性，单个或成巢在表皮内。3～5个或更多瘤细胞及组织细胞在表皮内聚集称为Pautrier脓肿，更具诊断意义。

（3）肿瘤期：一般从浸润期发展而来，但也可在正常皮肤上直接出现肿瘤期损害，如蕈样。也可向皮下组织侵犯，形成结节或肿块。有些呈分叶状或半球状、黄红或棕红色。常见于头面、背、四肢近端，可破溃。病理表现：真皮全层甚至皮下组织中致密不典型淋巴细胞浸润，其细胞核大、不规则，呈有丝状分裂象。此阶段表皮中可无瘤细胞浸润。

实验室检查患者可有血清碱性磷酸酶升高、淋巴细胞转化率下降等表现。

目前尚无治愈此病的有效方法或药物。治疗的目的主要是控制或减轻病情，保护机体正常的免疫功能，延长寿命，尽可能减少产生不良反应。对红斑期患者如病情发展不快，则以对症治疗为主，如用止痒、润肤药膏。瘙痒明显可外用糖皮质激素软膏。不需其他特殊治疗。对浸润期和肿瘤期患者，应根据病情、患者全身状况等因素采用氮芥溶液外用、PUVA 治疗、电子束及全身化疗等方法。

红皮病型 MF 目前尚无特效治疗方案。一般根据不同分型及内脏受累情况而定。本患者确诊后转血液科，采用 CHOP-B 方案化疗及对症支持治疗 1 疗程，全身浸润肥厚明显缓解，潮红脱屑减轻，目前仍在随访中。

病例点评

①红皮病可由多种疾病引起，也可无明确病因。本例患者首先出现湿疹样表现，随后出现红皮病样外观，并且伴发多个淋巴结肿大，经病理检查确诊为皮肤型淋巴瘤，免疫组化进一步证实，该病诊断必须要进行皮损以及淋巴结活检，并结合免疫组化以明确是哪一种淋巴瘤。②该患者最初按皮炎湿疹治疗无效，结合患者慢性病程，全身皮疹、脱屑，伴瘙痒等症状，还需与 Sézary 综合征进行鉴别，后者在外周血中可检出超过 10% 以上的异形淋巴细胞，除红皮病型皮损外进展期患者可呈狮面状，同时系统受累包括淋巴结及肝脾大。Sézary 综合征的组织病理也酷似 MF，真皮上部血管周围出现不等量的 Sézary 细胞，Sézary 细胞也可侵入表皮内，形成 Pautrier 微脓肿。Sézary 综合征不同于 MF 的是其浸润细胞较单一，仅见少数巨噬细胞，罕见中性粒细胞、浆细胞或嗜酸粒细胞。③红皮病型 MF 的预后和肿瘤期一样均较差，两者

的生存中值分别是 3 年和 4.5 年。这些人多死于 MF，尤其是伴有皮肤外表现的患者预后最差。

参考文献

1. 韩静，多兰·达力汗．蕈样肉芽肿的诊断研究进展．北京医学，2014，36（2）：126-128.
2. 吴志华．临床皮肤性病学．北京：人民军医出版社，2011：682.
3. 吴志华．皮肤科治疗学．2 版．北京：科学技术出版社，2013：714.
4. 袁静，卢桂玲，肖尹，等．红皮病型蕈样肉芽肿．临床皮肤科杂志，2011，40（3）：159-161.

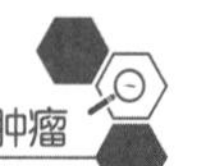

021　乳房外 Paget's 病 1 例

病历摘要

患者，男性，73 岁。主因“阴茎、阴囊红斑、糜烂反复发作 3 年，伴瘙痒”就诊于我院。

[现病史]　患者 3 年前发现阴茎根部、阴囊皮肤出现红斑、糜烂，有少许分泌物，伴瘙痒，不伴有尿频、尿急，曾就诊于当地中医院诊断为“湿疹”，口服中药及外敷药物治疗，效果欠佳。2010 年 11 月 26 日患者就诊于我院皮肤科，取活检结果提示为乳房外 Paget's 病，遂前往肿瘤医院住院手术治疗。患者自发病以来精神食欲尚可，睡眠可，二便正常，体重无明显变化。

[既往史]　体健，否认食物、药物过敏史。

[体格检查]　一般情况尚可，全身淋巴结未触及肿大，全身各系统检查未见明显异常。

[皮肤科检查]　耻骨上区、靠近阴茎根部及阴囊皮肤有约 4.0 cm × 5.0 cm 大小境界清楚的红色斑片、斑块，表面轻度糜烂、少许渗出、结痂（图 21-1）。

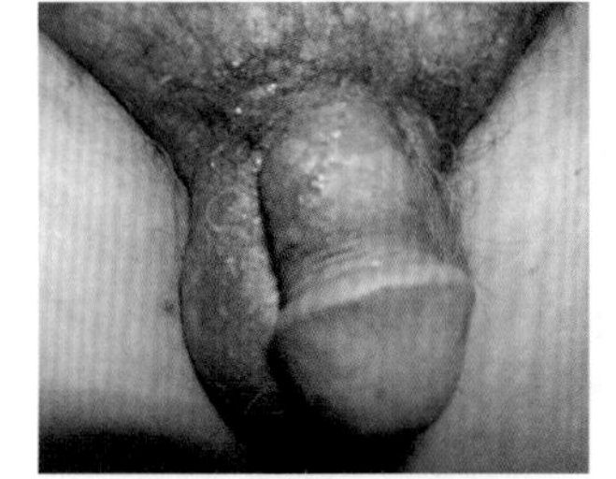

图 21-1　皮肤科检查

[辅助检查]　血尿常规、肝肾功能基本正常。胱抑素 C（cystatin C，Cys C）1.69 mg/L；恶性肿瘤特异性生长因子（TSGF）69.0 U/mL。胸部 X 线：双肺纹理粗乱，间质改变明显，右第三肋前见点片影，密度较高，考虑陈旧性病变。腹部彩超：肝脏大小形态正常，实质回声均匀，肝内胆管显示尚清，右肝见直径约 1.4 cm 囊性结节，边界清，后方回声增强；胆囊萎缩，显示不

清。泌尿系统彩超：前列腺大小约 4.18 cm × 3.71 cm × 4.81 cm，内外腺之间见强回声钙化斑；右侧腹股沟见大小约 0.82 cm × 1.44 cm 靶环状低回声区，边界清，内部回声尚均匀，CDFI 检测血流信号不明显，左侧腹股沟未见明显淋巴结肿大。皮肤组织病理检查：角化过度、角化不全，表皮增生，棘层肥厚。表皮中下层可见有不同数量的 Paget 细胞，胞体大，胞质丰富，淡染，胞核大呈空泡状，散在分布，与周围角质形成细胞界线清楚，细胞间无间桥。真皮浅层血管周围有以中等密度淋巴细胞为主的浸润，病理符合：乳房外 Paget's 病（图 21-2）。免疫组化：瘤细胞 CK7+，P63–，CK5/6–，Ki-67+，GCDFP15 弱阳性。山西省肿瘤医院免疫组化结果：AE1/AE3+，P63 鳞状上皮 +，CK7+，CAM5.2（CK8/18）+，Ki-67 约 30%+，游离皮肤组织，鳞状上皮内可见胞质空淡的核异型细胞。

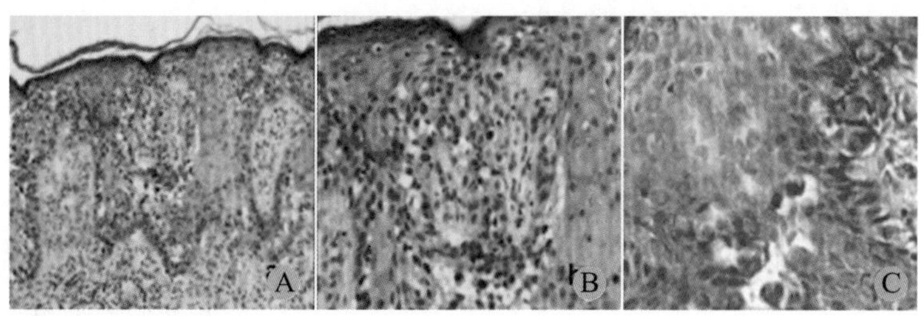

A：HE，×100　　B：HE，×200　　C：HE，×400

图 21-2　皮肤组织病理

［初步诊断］ 乳房外 Paget's 病。

［诊疗经过］ 完善相关检查于 2010 年 12 月 17 日全麻下行乳房外 Paget's 病（阴囊）切除术 + 植皮术 + 膀胱造瘘术，术后予抗菌对症支持治疗，治疗 1 个月后好转出院，1 年来无复发及其他问题，现仍在随访中。

笔记

病例分析

乳房外 Paget’s 病又称乳房外湿疹样癌。该病主要发生于老年患者，两性均可发病，以 50 岁以上的中老年多见。不同种族间的发病率差异较大，发病率从高到低依次为白色人种、黄色人种、黑色人种，白色人种中女性发病率大于男性，而我国绝大多数报道认为东方人中男性发病率大于女性。少数情况下，可同时有外阴部和腋窝出现多发性皮损。

乳房外 Paget’s 病常发生于顶泌汗腺丰富的区域，多见于外阴和肛周部位，少数情况下可能出现于阴茎、阴囊、腋窝、脐部、眼睑和外耳道。而其他部位罕有出现，包括面部、膝、腹部、远离乳房的前胸和食管。发生于这些少见部位的乳房外 Paget’s 病称为异位乳房外 Paget's 病。皮损大多数单发，少数可多发，同时发生于两个部位（如腋窝和外生殖器）的甚为少见。

皮损表现为境界清楚的红斑，大小不一，边缘狭窄，微隆起，呈淡褐色，中央潮红、糜烂、渗出，上覆鳞屑或结痂。后期则明显呈结节性损害出现。患者自觉症状主要是程度不一的瘙痒，可发生于临床皮损出现之前，有时伴有疼痛，病变经久不愈。当患者出现“内裤”形红斑时，通常提示病变晚期，可能发生远端转移。未行根治术，仅局部切除皮损时，乳房外 Paget’s 病极小概率可自行消退，局部复发常见。

通常结合经典临床表现和常规皮肤组织病理学检查，发现存在特征性的 Paget 细胞即可诊断乳房外 Paget’s 病。但对于 Bowen 病、Bowen 样丘疹病、浅表扩散型恶性黑色素瘤等易混淆的疾病，往往还需免疫组化染色。大量研究发现，乳房外 Paget’s 病中 Paget 细胞

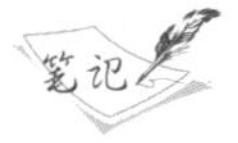

表达低分子量角蛋白及上皮膜抗原（EMA）、癌胚抗原（CEA）黏液染色阳性，而 Bowen 病、Bowen 样丘疹病为阴性，浅表扩散型恶性黑色素瘤的 HMB4S、S100 阳性，且黏液染色阴性，可以据此鉴别。

乳房外 Paget's 病以手术治疗为主要治疗手段，治疗应广泛切除，包括皮肤 2 ～ 5 cm 和广泛皮下组织的整块切除。术中应多点取材冰冻切片，以确定手术范围。手术后局部复发率高，复发率达 31% ～ 61%，即使切缘阴性者也有 26% 的局部复发率。显微外科 Mohs 技术的使用可以在切除病变组织时尽可能地保留正常组织功能，适用于一些重要的解剖结构，且复发率无明显提高，可以使部分患者免于植皮和功能重建。

一些非手术治疗方法如放疗、化疗、光动力治疗等均在临床有所使用，一些学者认为单纯使用放疗、化疗局部病变复发率较高，适合手术治疗效果不佳或不能满足手术条件的乳房外 Paget's 病患者。

①本例患者系老年患者，慢性病程，阴茎及阴囊湿疹样皮损 3 年，自觉瘙痒，组织活检可见 Paget 细胞，结合免疫组化结果，乳房外 Paget's 病诊断明确。②该病病程较长，常经久不愈，临床实际工作中常被误诊为慢性湿疹或皮炎，临床医师需引起重视，如遇久治不愈的湿疹患者，应及时行病理组织检查明确诊断。③该病的预后取决于病灶侵犯的深度、是否合并有潜在的恶性肿瘤和是否已发生转移，如果能早期诊断和治疗，预后良好。④由于多中心现象及手术处理不够彻底，乳房外 Paget's 病复发率高，故长期密切随访对于所有患者都是极其重要的。

参考文献

1. 李耀军，欧阳俊，王鑫，等．阴囊乳房外 paget 病 25 例分析．临床皮肤科杂志，2013，42（8）：503-505.

2. YOSHINO K，FUJISANA Y，KIYOHARA Y，et al. Usefulness of docetaxel as first -line chemotherapy for metastatic extramammary Paget disease. J Dermatol，2016，43（6）：633-637.

3. DAI B，KONG Y Y，CHANG K，et al. Primary invasive carcinoma associated with penoscrotal extramammary Paget's disease：a clinicopathological analysis of 56 cases. BJU Int，2015，115（1）：153-160.

4. TACKENBERG S，GEHRIG A，DUNMER R，et al. Extrnal beam radio therapy of extramammary Paget disease. Cutis，2015，95（2）：109-112.

022 皮肤转移癌 2 例

病历摘要

病例 1

患者，女性，62 岁，主因“左阴阜、左下肢萎缩性红斑 6 个月”就诊。

[现病史] 患者就诊前 6 个月左阴阜、左下肢出现散在红斑，米粒至钱币大小，边缘界线较清，皮疹逐渐增多，红斑融合成片，红斑周围皮肤出现萎缩，皮肤表皮变薄，色变暗，但仍局限在左阴阜及左下肢。患者无明显自觉症状。半年来未给予任何治疗。

[既往史] 3 年前发现卵巢黏液癌，已手术切除。家族史无特殊记载。

[体格检查] 一般情况良好，较消瘦，系统检查未见异常。

[皮肤科检查] 左阴阜及左下肢米粒至钱币大红斑，部分融合成片，红斑周围皮肤变薄、萎缩，未见糜烂、溃疡（图 22-1）。

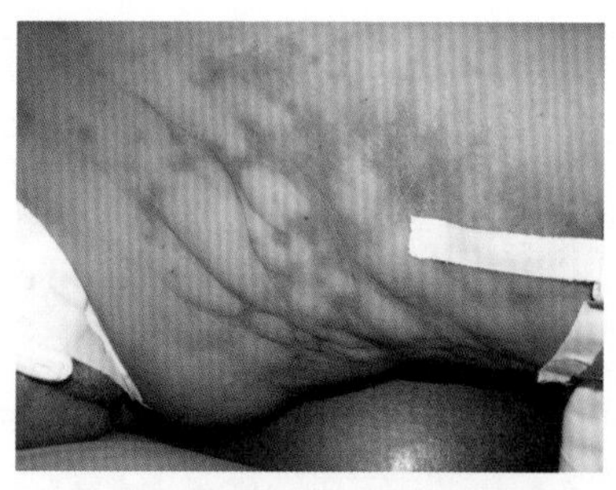

图 22-1 左阴阜及左下肢浸润性红斑

[辅助检查] 血、尿、便常规正常，肝肾功能正常，胸部 X 线检查、心电图均正常，腹部 CT 示左卵巢切除术后。皮肤组织病理：表皮角化过度，真皮及皮下组织有大量瘤组织，瘤细胞异形性明显，弥漫性片、块状分布，或形成少量不规则腺样结构，核分裂象多，胞质内黏液很少，病理提示转移性黏液癌（图 22-2）。

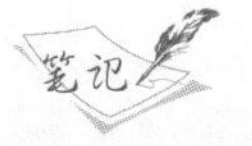

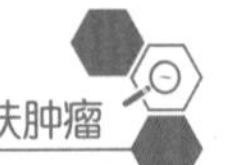

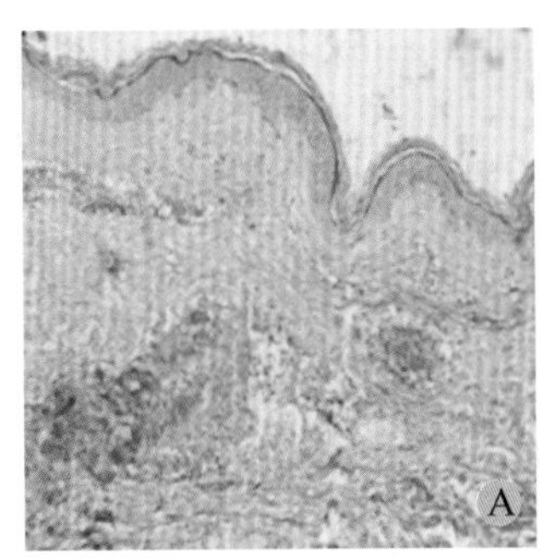

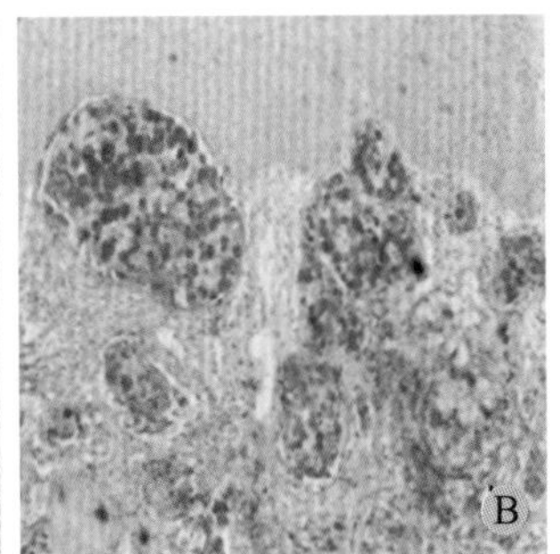

A：HE，×40　　　　B：HE，×100

图 22-2　皮肤组织病理

[治疗]　系统化疗治疗。

病例 2

患者，男性，65 岁，主因“右侧胸部暗红色结节半年余，无明显自觉症状”就诊。

[现病史]　患者半年前发现右侧胸部有一豆粒大暗红色丘疹，质地较硬，无触痛及压痛，结节和周围皮肤无明显界线，患者未做任何处理。近期发现结节增大，约 2 cm×2 cm，有触痛及压痛，遂于门诊就诊。

[既往史]　2009 年 10 月诊断为左肺上叶癌，进行化疗共 7 周期。高血压约 3 年，否认食物、药物过敏史，家族无类似病史。

[体格检查]　一般情况较差，全身淋巴结未触及肿大，肝、脾肋下未触及。皮肤科检查：右侧胸部可见一 2 cm×2 cm 大小暗红色结节，呈浸润性生长，和周围界线不清，质硬，触痛（+）（图 22-3）。

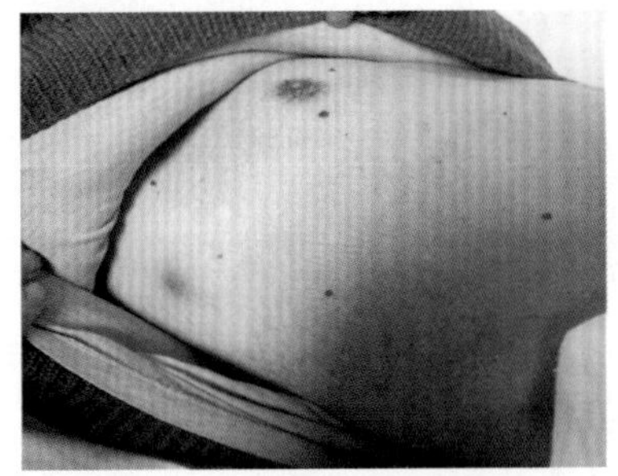

图 22-3　右胸壁暗红色结节

［辅助检查］ 血常规：白细胞 10.48×10^9/L，中性粒细胞 8.43×10^9/L，淋巴细胞 0.88×10^9/L。凝血试验：D- 二聚体 307.0 μg/L。生化全项：高密度脂蛋白 0.77 mmol/L，载脂蛋白 A1 0.74 mmol/L，载脂蛋白 B1 1.17 mmol/L；C- 反应蛋白 37.3 mg/L，余检验大致正常。心电图：窦性心律，心电轴不偏，心电图大致正常。胸部 CT：左肺上叶后段见一团块样密度增高影，约 5.29 cm × 5.7 cm 大小，边缘呈浅分叶、短毛刺样改变。彩超回报：右侧胸壁腋中线位置皮下见一极低回声实性占位，约 1.60 cm × 1.28 cm 大小，界清，呈类圆形，回声均匀，彩色多普勒血流成像（Color Doppler flow imaging，CDFI）检测周边丰富支状血液信号，左肾见 1 枚囊性结节，约 2.47 cm × 2.98 cm 大小，界清，呈类圆形，后方回声增强。皮肤组织病理：表皮未见异常，真皮浅层可见散在异型细胞，真皮深层可见弥漫成片的肿瘤细胞，浸润瘤细胞排列呈腺样、条索状，瘤细胞呈圆形、椭圆形或梭形，胞核异型明显，病理提示右胸壁转移性腺癌（图 22-4）。

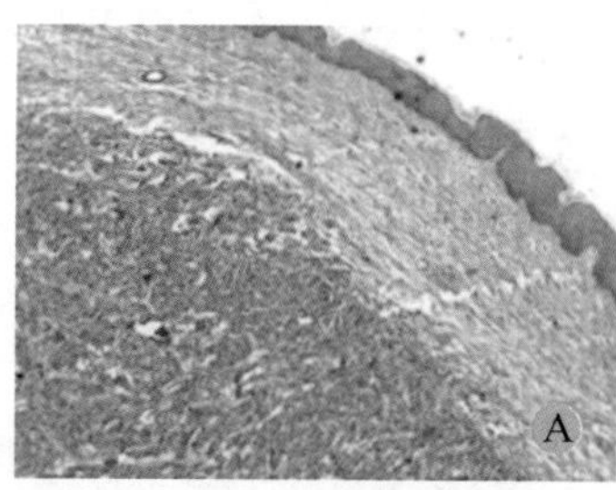

A：HE，×40

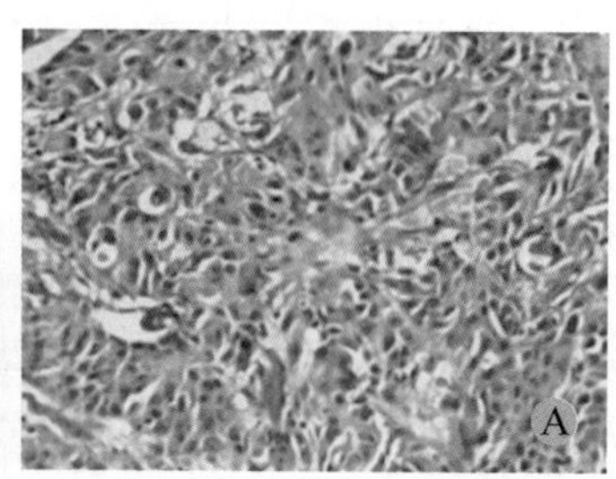

B：HE，×200

图 22-4　皮肤组织病理

［治疗］ 患者明确诊断后行右胸壁皮肤病灶切除术切除皮疹，术后给予预防感染、对症支持治疗，伤口愈合良好，干燥无渗液后出院。

笔记

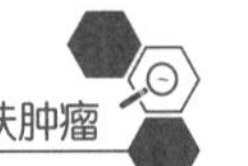

病例分析

皮肤转移性肿瘤（皮肤转移癌）是指原发于皮肤以外的恶性肿瘤通过血管、淋巴管转移，以及通过组织间隙直接扩散至邻近皮肤而发生的皮肤病变，偶可继发于外科手术的种植。恶性肿瘤中皮肤转移的发生率为 0.7% ～ 9%，在临床较少见，主要见于老年人。任何内部脏器的肿瘤都可以经过血行或淋巴道转移至远处皮肤。皮肤转移癌多是癌症的晚期征象，预后不佳，平均生存期 6 个月，且有时是内脏肿瘤的首发症状。从文献报道来看，皮肤转移癌的局部表现无特异性，常被误诊为表皮样囊肿、纤维瘤、脂肪瘤、神经纤维瘤等；尤其当病灶多呈红色丘疹或结节状时易被误诊为皮肤病，甚至炎症，给予抗感染治疗。

肿瘤皮肤转移的途径、机制目前仍不十分清楚。一般认为不同的临床表现具有不同转移机制：①通过血管和淋巴道蔓延；②恶性肿瘤病灶直接蔓延至皮肤；③肿瘤细胞经过玷污的外科器械或手套而植入皮肤，即医源性原因导致皮肤肿瘤，这提示我们手术必须重视无瘤原则，避免医源性转移。皮肤转移癌组织病理学类型以腺癌多见，分为结节斑块型、炎症型和硬皮病样型，其中以结节型居多。

病例点评

皮肤转移癌容易误诊、漏诊。文献表明皮肤转移癌的发病年龄平均为 60.5 岁，提示老年人发现不明原因的皮损，如结节、斑块等要考虑到肿瘤皮肤转移的可能，尤其是有肿瘤病史的患者，应及时进行皮肤组织病理活检，以便疾病早发现、早诊断、早治疗，本文 2 例患者既往均有肿瘤病史。有时皮肤转移癌的早期发现可以提高肿瘤的诊断率，对疾病的明确诊断及治疗有重要的临床意义。

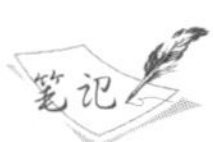

参考文献

1. 赵辨 . 中国临床皮肤病学 . 南京：江苏科学技术出版社，2010：1700-1705.
2. RAO R，BALACHANDRAN C，RAO L. Zosteriform cutaneous metastases：a case report and brief review of literature. Indian J Dermatol Venereol Leprol，2010，76（4）：447.
3. 宋丽华，宋现让，张品良，等 . 皮肤转移癌 21 例 . 肿瘤学杂志，2001，7（6）：368-369.
4. 刘明恒，陈旭 . 以皮肤转移首发的胃癌 15 例临床分析 . 肿瘤研究与临床，2006，18（12）：847-848.
5. 闵卫利，王西京，薛锋杰，等 . 皮肤转移癌 5 例报告并文献复习 . 现代肿瘤医学，2008，16（3）：438-440.
6. ALEXANDRESCU D T，VAILLANT J，YAHRL J，et al. Unusually large colon cancer cutaneous and subcutaneous metastases occurring in resection scars. Dermatol Online J，2005，11（2）：22.
7. CAREY E，JONES S D，GRIFFITHS P，et al. Metastatic pulmonary adenocarcinoma deposit arising within a cutaneous basal cell carcinoma：a case report. Head and Neck Pathol，2011，5（4）：410-412.
8. 沙丹，王彩霞，王潍博，等 . 肺癌皮肤转移 3 例并文献复习 . 华中医学杂志，2009，33（2）：57-58.

第四章
红斑丘疹鳞屑性皮肤病

023　多形红斑 1 例

病历摘要

患者，女性，37 岁，主因“四肢皮损 5 天”就诊。

[现病史]　5 天前患者自觉有咽部不适，随后于手足部出现红斑，偶有痒，余无明显不适，未诊治。后皮损加重，表现为皮疹较前增大、增多，水肿明显，颜色加深，尤以中央为著。为明确诊断来我院就诊。既往体健。

[体格检查]　体温 36.9 ℃，咽无充血，无浅表淋巴结肿大，心、肺、腹未见异常。

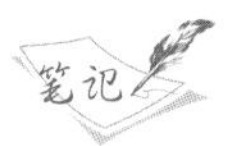

［皮肤科检查］ 四肢以手足为主多发绿豆至钱币大小水肿性红斑，中央颜色较深，呈虹膜样（图 23-1）。黏膜部位未受累。

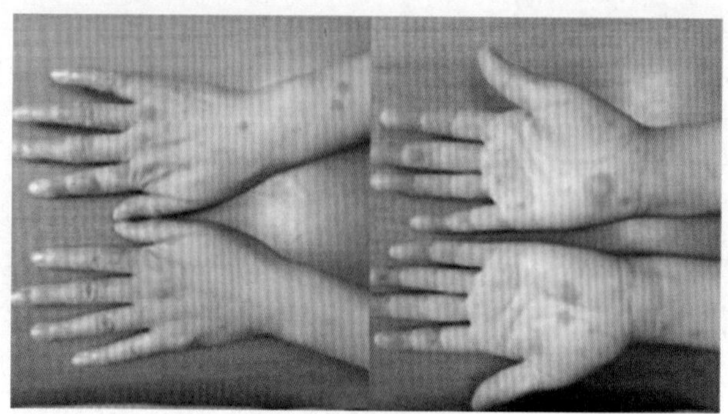

图 23-1 皮肤科检查

［辅助检查］ 血、尿、便常规未见异常，红细胞沉降率 34 mm/h，胸部 X 线、心电图未见异常。

［诊断］ 多形红斑（erythema multiforme）。

［治疗］ 门诊给予抗感染及对症治疗，1 周后复诊，皮损中央干燥结痂，部分痂皮脱落，继续巩固治疗 1 周，皮损消退，消退处未见色沉。

病例分析

多形红斑是一种以靶形或虹膜状红斑为典型皮损的急性炎症性皮肤病，常伴发黏膜损害，易复发。该病多累及儿童和青年女性。春秋季节易发病，该病病因复杂，感染、药物、食物及物理因素（如外伤、寒冷、日光、放射线等）均可引起该病，单纯疱疹病毒感染为常见的致病因素，EB 病毒感染不明确。另外，某些疾病，如风湿热、自身免疫疾病、恶性淋巴瘤等也可出现多形红斑样皮损。对于可明确病因的多形红斑，我们称其为症状性多形红斑。当然，在临床中常常见到原因不明确的多形红斑，我们称其为特发性多形红斑。

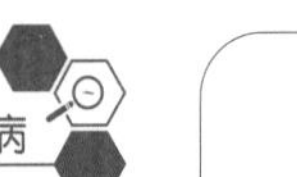

有研究表明轻型多形红斑与皮损密切相关，而重症型多形红斑与药物异常代谢相关。

该病常起病较急，可有畏寒、发热、头痛、关节及肌肉酸痛等前驱症状。皮损呈多形性，如红斑、丘疹、斑丘疹、水疱、大疱、紫癜和风团等。根据皮损严重程度及黏膜受累程度分为红斑–丘疹型、大疱–水疱型、重症型（Stevens-Johnson 综合征）三型。典型皮损为水肿性鲜红色或暗红色虹膜样斑点或淤斑，皮损严重可累及全身，出现水疱、大疱，尼氏征阳性。且累及多部位黏膜，影响进食，继发感染、消化道出血；也可引起角膜炎、角膜溃疡。可并发坏死性胰腺炎、肝肾功能损伤，也可因继发感染引起败血症。若不及时抢救，短期可进入衰竭状态，死亡率在 5% ～ 15%。

组织病理学为空泡化界面皮炎，角质形成细胞坏死，基底细胞液化变性，表皮下水肿形成；真皮上部水肿，血管扩张，红细胞外渗，血管周围淋巴细胞浸润。免疫荧光检测无特异性，IgM 和 C3 呈颗粒状沉积在真皮浅表血管丛周围及局灶性真皮–表皮交界部位。

该病通过临床和病史一般诊断较为容易，但需与冻疮、红斑狼疮、大疱性类天疱疮、二期梅毒等疾病进行鉴别。①冻疮：为好发于肢端的红肿性皮损，一般发病有明确的季节及受冻病史，皮损遇热后瘙痒灼热感明显。②红斑狼疮：好发于育龄期女性，表现为面部或肢端红斑，其上可有黏着性鳞屑，严重可出现紫癜、水疱、血疱甚至坏死，皮损无虹膜样外观，其本质为血管炎，临床检查可出现多种抗体阳性。③大疱性类天疱疮：好发于老年人，可出现水肿性红斑、风团，典型皮损为在正常皮肤或红斑基础上出现张力性水疱、大疱，尼氏征阴性；病理示表皮下单房性水疱，内含嗜酸细胞；免疫荧光为基底膜带 IgG、IgM、C3 呈线状沉积。④二期梅毒：其玫瑰疹表

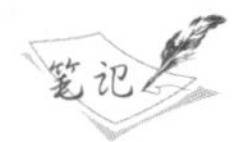

现为手足掌侧绿豆至黄豆大小的铜红色领圈样脱屑斑，皮损具有传染性，实验室检查 RPR（+），TPPA（+）。

治疗：应积极寻找病因，可能为药物引起者应停用一切可疑药物。轻症患者多在数周内自愈，仅需对症处理；重症型往往危及生命，需积极治疗。对于重症型在治疗中需要给予糖皮质激素，减轻水肿，加强黏膜护理，促进皮损创面修复，以控制病情发展。明确有病毒感染时加用抗病毒药物。

专家点评

多形红斑是临床中较为常见的一种以肢端水肿性红斑为主要表现的皮肤病，常累及黏膜。其发生常与病毒感染有关，尤其是单纯疱疹病毒，因此该病有一定的自限性，但易复发。另外，女性和儿童易患此病，可能与发病时免疫力相关，对于此类患者可检测机体的免疫能力。多形红斑治疗主要是减轻炎症水肿，对症支持治疗。重症患者应早期给予足量糖皮质激素。本例患者因无黏膜损害，不影响进食，给予抗组胺药物即可，不需要补液等对症治疗。该病也不累及黑素细胞，因此预后一般没有色素沉着。

参考文献

1. 巫毅，关爽，张丽萍．多形红斑与单纯疱疹病毒关系的研究．中华皮肤科杂志，2001，34（2）：133-133.
2. 盛巧妮，王君霞，张圆圆．1 例儿童重型多形红斑案例报道．检验医学与临床，2018，15（21）：3319-3320.
3. 夏雅芙，刘玉凤，王璐琦．护理干预在预防重型渗出性多形红斑患儿全身感染中的应用．当代护士：学术版（中旬刊），2018，25（11）：63-65.

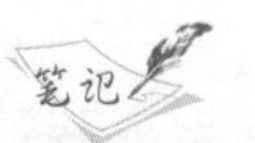

024　泛发型光泽苔藓1例

病历摘要

患儿，男性，6岁，因“全身泛发皮色、淡红色丘疹半年余”就诊于我科。

[现病史]　患儿半年前无明显诱因颈部出现皮色、淡红色丘疹，针头至粟粒大小，质硬，互不融合，表面有光泽，后皮损逐渐发展至面部、双上肢、躯干及双下肢，无明显自觉症状，就诊于当地诊所，未予明确诊断，给予外用药膏治疗（具体不详），效果欠佳。患儿平素体健，系第一胎，足月顺产，母乳喂养，按时预防接种，无结核病史，父母均未有结核病史，家族中无类似疾病。患儿自发病以来，皮损无瘙痒、疼痛及其他不适，智力正常，精神、食欲、睡眠尚可，二便正常。

[体格检查]　发育良好，营养中等，浅表淋巴结未触及，系统检查无异常。

[皮肤科检查]　面部、颈部、腹部、脐周、四肢可见群集针尖至粟粒大小的半球形、有脐凹或平顶坚实丘疹，呈正常皮色、白色、淡红色，皮疹孤立散在，互不融合，部分上覆少量白色鳞屑，质硬，皮疹呈同形反应（即Koebner现象）（图24-1）。口唇黏膜光整，未见损害。双手指甲可见少量横沟和纵嵴，掌跖趾甲未见明显异常。组织病理示角化过度，灶性角化不全，真皮乳头增宽，可见局限性致密淋巴细胞和组织细胞浸润，浸润灶顶部表皮变薄，两侧表皮突延长，环抱浸润灶而呈抱球状，基底细胞液化变性（图24-2）。

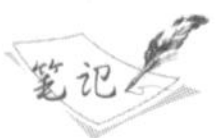

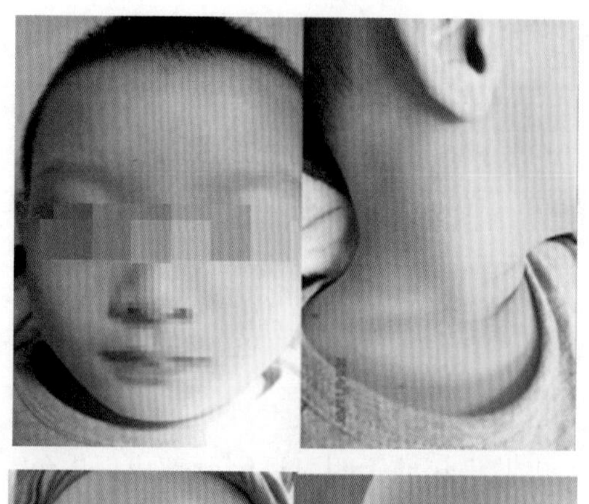

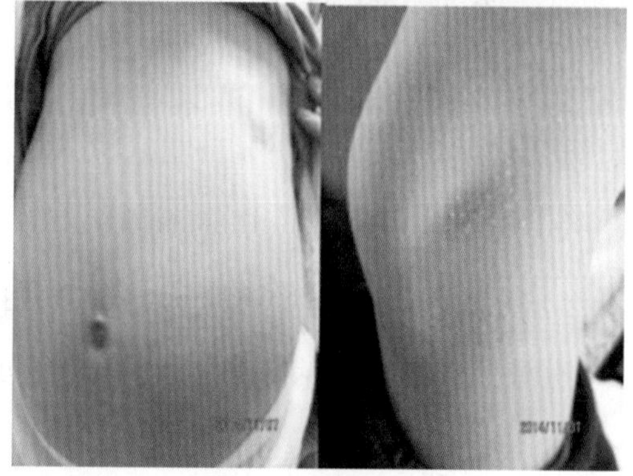

图 24-1　皮肤科检查

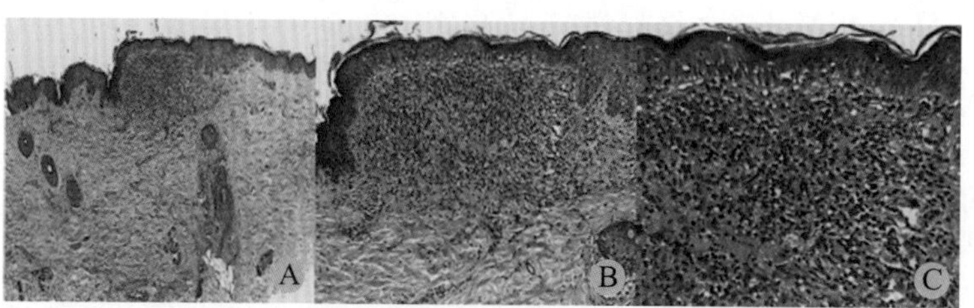

A：HE，×40　　B：HE，×100　　C：HE，×200

图 24-2　皮肤组织病理

[诊断]　以脐凹和同形反应为主的泛发型光泽苔藓。

[治疗及随访]　因该病具有自限性，患者年龄较小，且无自觉症状，目前未给予治疗，在进一步随访中。

笔记

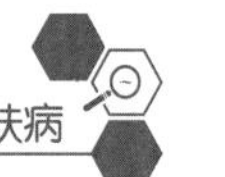

病例分析

光泽苔藓（lichen nitidus，LN）是一种少见的慢性炎症性皮肤病。由 Felix Pinkus 于 1901 年命名。该病病因不明，因其组织类似结核样结构，慢性病程，有学者认为该病可能与结核有关，也有学者把光泽苔藓列为反应性网状细胞增生症之一。该病好发于儿童和青少年，但成人也可发病。性别无明显差异，男性略多见，家族性发病少见，各种族均可发病。皮疹好发于阴茎、龟头、下腹部、胸部、大腿内侧、肩胛部、腕及前臂屈侧，为针尖至粟粒大小的半球形、平顶坚实丘疹，呈正常皮色、白色、淡红色，部分上覆少量白色鳞屑，表面有光泽，界线清楚，群集而不融合。有时微小丘疹可排列成线状，呈同形反应（即 Koebner 现象）。少数病例丘疹中央可有点状脐窝。一般无自觉症状。偶有指甲损伤，个别病例口腔黏膜也可见灰白色扁平丘疹，该病呈慢性经过，可自然消退，消退后无萎缩及色素沉着。但有时可再发。根据皮损特点，临床上主要分为泛发型、光化型、角皮病型、水疱型、出血型、紫癜型、小棘状毛囊型、穿透型等，其中以泛发型最为常见。组织病理表现为真皮乳头增宽，局限性致密淋巴细胞、组织细胞浸润，呈肉芽肿性改变或结核样结构，但无干酪样坏死，浸润灶顶部表皮变薄，两侧表皮突延长，环抱浸润灶而呈抱球状，基底细胞液化变性。国内 2007 年报道 1 例 30 岁男性光泽苔藓患者，以脐凹、同形反应为主要特征；2014 年郝勇等报道 1 例 10 岁女患儿为全身泛发型光泽苔藓。国外也有报道光泽苔藓合并线状苔藓、口腔扁平苔藓和寻常型银屑病的病例。本例患儿皮疹可见脐凹，有同形反应，且全身泛发比较少见，国内外均无相同病例报道。

该病具有自限性，一般无须治疗。若病程持久、瘙痒明显，可口服抗组胺药，局部外用糖皮质激素软膏。也可口服维 A 酸类药物。

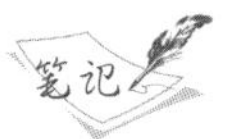

因该病的组织病理呈结核样肉芽肿改变，有人主张用异烟肼，0.3 g/d，口服。少数孤立者，可行电灼。对播散性皮损可试用 PUVA、UVA/UVB 治疗，已有紫外线光疗成功治愈的报道。口腔损伤可涂擦 1% 金霉素甘油。也可行中医中药治疗。

病例点评

该病无明显自觉症状，临床医师如在门诊工作中遇到相似皮疹患者，必须结合皮肤组织病理检查明确诊断，以避免误诊为扁平苔藓、苔藓样皮肤结核、小棘苔藓、阴茎珍珠状丘疹等疾病。

参考文献

1. 赵辨．中国临床皮肤病学．南京：江苏科学技术出版社，2012：1056-1057.
2. CHU J，LAM J M. Lichen nitidus. CMAJ，2014，186（18）：E688.
3. 郝勇，吉木斯，王红，等．泛发型光泽苔藓 1 例．中国皮肤病学杂志，2014，28（5）：513-514.
4. CHO E B，KIM H Y，PARK E J，et al. Three cases of lichen nitidus associated with various cutaneous diseases. Ann Dermatol，2014，26（4）：505-509.
5. TOPAL I O，GOKDEMIR G，SAHIN I M. Generalized lichen nitidus：successful treatment with systemic isotretinoin. Indian J Dermatol Venerol Leprol，2013，79（4）：554.
6. BILGILI S G，KARADAG A S，CALKA O，et al. A case of generalized lichen nitidus successfully treated with narrow-band ultraviolet B treatment. Photodermatol Photoimmunol Potomed，2013，29（4）：215-217.
7. GUEROUAZ N，HASSAM B. Generalized lichen nitidus. Pan Afr Med J，2014，18（17）：32.
8. BOURAS M，BENCHIKHI H，OUAKKADI A，et al. Facial actinic lichen nitidus successfully treated with hydroxychloroquine：a case report. Dermatol Online J，2013，19（11）：20406.

025　红皮病 1 例

病历摘要

患者，男性，72 岁，主因“皮肤反复起红斑、丘疹伴痒 7 年，加重伴全身潮红、肿胀、脱屑 1 年”于 2017 年 6 月 20 日入院。

[现病史]　患者于2010年无明显诱因腰背部皮肤出现片状红斑、丘疹，伴瘙痒、双下肢轻度可凹性水肿，就诊于北京市某中医院，诊断为“湿疹”并收住入院，给予口服中药治疗（具体不详），病情好转后出院。此后皮损反复发作，时轻时重。2016 年秋季自行用“柳条水”擦身、口服及外用“鸿茅药酒”后皮损加重，泛发全身，全身皮肤呈弥漫潮红肿胀伴瘙痒、大量脱屑，就诊于某中医院住院治疗，疗效欠佳。2017 年春就诊于北京市某医院，诊断为“红皮病”，给予抗过敏、止痒等对症支持治疗半个月，病情好转出院。2017 年 6 月病情反复，面部、双下肢肿胀加重，全身红斑、脱屑明显。此次发病无高热、关节疼痛、心慌、恶心、呕吐等不适，精神、食欲可，睡眠欠佳，小便次数减少，大便正常，体重近 1 年减轻约 5 kg。

[既往史]　高血压 12 年，甲状腺功能减退症 10 年，白癜风病史 50 年，否认药物、食物过敏史。

[体格检查]　神清语利，查体合作，心、肺无明显异常。

[皮肤科检查]　头面、躯干、四肢、双手足皮肤弥漫性潮红肿胀，伴大量脱屑，呈糠秕样，几乎无正常肤色皮肤，口唇及眼部黏膜未见明显糜烂、渗出。四肢、后背部、双手腕、脚踝及双手足皮肤肥厚、苔藓化，可见散在皲裂，指（趾）甲显著增厚、变形，双下肢水肿明显，呈可凹性（图 25-1）。

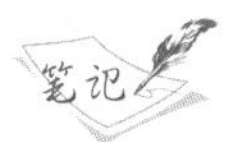

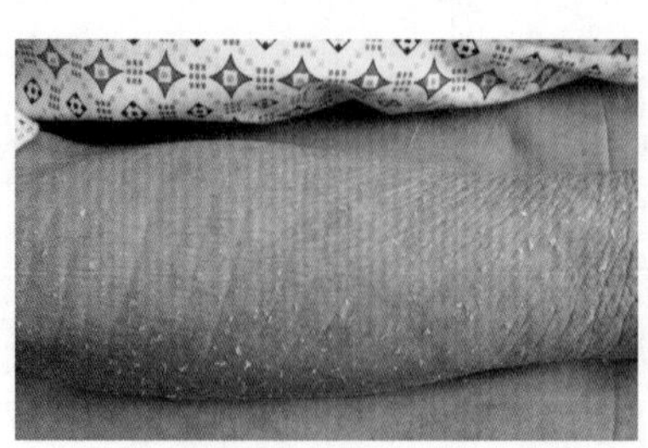

图 25-1　上肢皮肤弥漫潮红肿胀、肥厚、脱屑、苔藓化

［辅助检查］　血常规：红细胞 4.21×10^{12}/L，血红蛋白 127 g/L，血小板数 437×10^{9}/L，单核细胞绝对值 0.70×10^{9}/L，嗜酸性粒细胞 1.14×10^{9}/L。甲状腺功能：FT_3 6.08 mmol/L，TSH 0.14 mIU/L，TG 0.12 mmol/L，TG-Ab 5.20 IU/mL。肝功能：前白蛋白 65 mg/L，总蛋白 59.30 mg/L，白蛋白 34.10 mg/L。凝血：D- 二聚体 878 ng/mL。尿常规：未见明显异常。左下肢髋关节正侧位 X 线：左股骨头坏死致头部塌陷、变形。多肿瘤标志物：癌胚抗原、鳞癌抗原略高于正常水平。病理检查结果回报：融合性角化不全，表皮增生，细胞间轻度水肿，真皮乳头血管扩张充血，真皮浅层血管周围可见中等量淋巴细胞、嗜酸粒细胞浸润，病理符合海绵水肿性皮炎（图 25-2）。

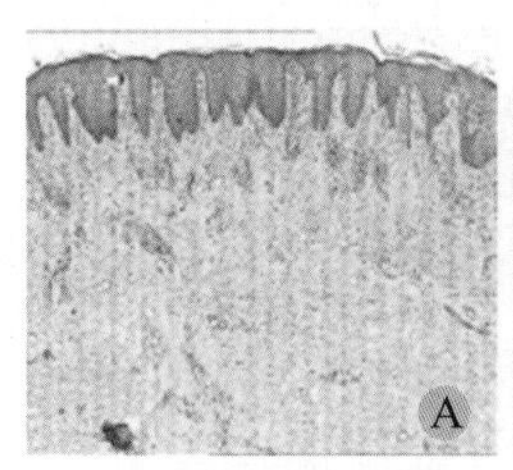

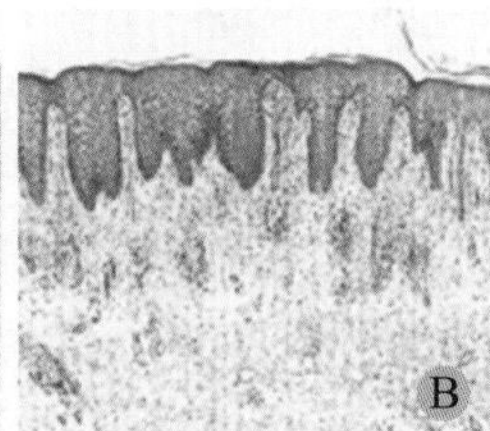

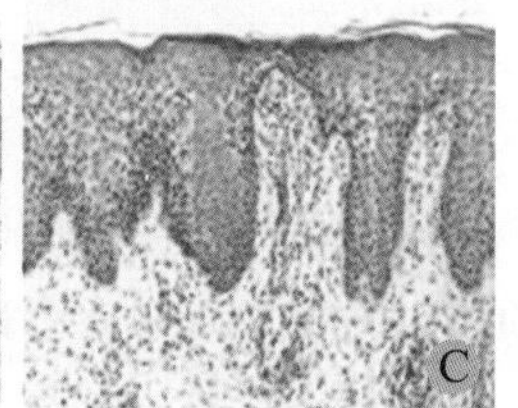

A：HE，×40　　B：HE，×100　　C：HE，×200

图 25-2　皮肤组织病理

［诊断］　红皮病（湿疹继发）。

［治疗］　口服抗组胺药和雷公藤总苷片 20 mg、3 次 / 天，沙利度胺片 50 mg、2 次 / 天，螺内酯片 20 mg、1 次 / 天；静脉注射白蛋白、维生素 C、葡萄糖酸钙、复方甘草酸苷；外用白凡士林、丙酸氟

替卡松软膏等。经治 20 天，瘙痒明显缓解，躯干、四肢皮疹基本消退，表面可见皮纹，仍有细小脱屑，双下肢水肿较前明显减轻。

病例分析

红皮病是一种以全身 90% 以上皮肤潮红、脱屑为特征的炎症性疾病，其病变不仅仅局限于皮肤，还可累及全身多系统，是一种系统性、全身性的严重疾病。据统计，成年人群中红皮病的年发病率约为 1/10 万。红皮病可见于任何年龄，且男女均可发病，在儿童中极为罕见。

红皮病的发病机制尚不完全清楚，可能由于一些细胞因子，如白细胞介素（IL-1、IL-2、IL-8）和肿瘤坏死因子及细胞黏附分子之间复杂的相互作用导致表皮更新速度加快，有丝分裂加速，具有生发能力的表皮细胞增加，从而导致细胞成熟及通过表皮的时间缩短，蛋白质、氨基酸和核酸通过皮肤大量丢失。

红皮病病因比较复杂，主要从以下几个方面鉴别：①继发于其他皮肤病，如特应性皮炎、湿疹、银屑病、毛发红糠疹等，多由治疗不当或其他刺激引起；②某些药物，如青霉素、磺胺类、抗疟药、苯妥英钠、巴比妥类、别嘌呤醇及卡马西平等，内服或外用均可引起；③网状内皮系统肿瘤和内脏恶性肿瘤患者临床上也可出现红皮病改变；④部分患者无明确病因的，称为特发性红皮病。

红皮病患者症状可表现为全身不适、乏力、瘙痒等。任何原因导致的红皮病，若病程过长，均会导致苔藓化、弥漫性脱发、淋巴结肿大、甲营养不良和睑外翻等。2/3 的患者可出现不同程度的淋巴结肿大，以腋部、腹股沟和颈部淋巴结肿大最常见，多数为皮病性淋巴结炎，少数为肿瘤性浸润。1/3 ～ 2/3 的患者还可出现肝脾大，

以药物过敏和淋巴网状内皮系统恶性肿瘤引起的红皮病者最常见，药物引起者还可以出现中毒性肝炎的表现。常见的并发症包括感染、水电解质失衡、体温调节障碍、高输出量心力衰竭、急性呼吸窘迫综合征、基础代谢增加等。另红皮病可导致患者蛋白质丢失，引起负氮平衡，表现为水肿、肌肉萎缩及低蛋白血症。

红皮病治疗原则为重视病因治疗，针对原发疾病进行积极治疗。对任何原因引起的红皮病，最初的治疗都包括营养支持和恢复水电解质平衡，外用温和无刺激性的护肤剂。由于红皮病患者皮肤渗透性增加，强效糖皮质激素制剂大面积使用导致其吸收增加，尽量不要应用。系统治疗对药物引起的红皮病患者，应尽早大量使用糖皮质激素。但若患者为红皮病型银屑病，应尽量避免使用。在红皮病病因还未确定前，可以根据经验应用甲氨蝶呤（MTX）、环孢素、霉酚酸酯或阿维 A，但皮肤型 T 细胞淋巴瘤（CTCL）患者不能应用免疫抑制剂（如环孢素）。对继发感染的患者，可系统应用抗菌药物。红皮病死亡率较高，最常见于伴淋巴结肿大的恶性肿瘤、重症药疹引起者及特发性红皮病。

本例患者考虑既往湿疹，由于接触药酒等导致湿疹继发红皮病改变，故应针对病因进行积极治疗。该患者左股骨头坏死致头部塌陷、变形，暂不宜使用糖皮质激素治疗，可予免疫抑制剂雷公藤总苷片、沙利度胺片治疗，应用此类药物期间注意定期复查血常规、肝肾功。该患者下肢水肿明显，血白蛋白值偏低，故予螺内酯片及静脉注射白蛋白对症治疗。

病例点评

①根据弥漫性红斑、脱屑等临床特点，诊断红皮病不难，最主要应寻找病因。详细询问患者的病史，特别是用药史、既往疾病史等。

仔细全面地进行体格检查，包括指甲和黏膜、淋巴结。实验室检查对红皮病病因通常不具有诊断意义，只是一些共同的表现而已，如白细胞增多、贫血、红细胞沉降率增快、淋巴细胞增高、嗜酸性粒细胞增多、血清 IgE 升高、血清总蛋白降低及尿素氮、肌酐、尿酸增高等。病理学改变主要依赖于其潜在的病因，由于原发疾病的特征性改变被红皮病的非特异性损伤掩盖，因此仅 50% 左右的病理学改变能显示其可能的病因，该病例提示符合海绵水肿性皮炎，结合临床符合湿疹诊断，故考虑该病由湿疹继发而来。除常规组织学检查外，一些特殊染色及免疫组化、间接免疫荧光等亦有助诊断。②红皮病死亡率较高，应在营养支持的基础上，积极寻找病因，及早应用糖皮质激素、免疫抑制剂等，瘙痒明显者可口服抗组胺药，外用温和润肤剂和低效糖皮质激素制剂减轻症状，合并感染者应及时给予抗感染治疗。

参考文献

1. 张蕾，陈德宇 . 红皮病病因及发病机制的研究进展 . 西南军医，2011，13（1）：120-121.
2. 张学军，涂平 . 皮肤性病学 . 北京：人民卫生出版社，2015：216-217.
3. UGONABO N, KIM R, CHEN L, et al. Erythroderma with circulating atypical T-cells, likely Sézary syndrome. Dermatol Online J，2019，25（12）：13030/qt8980h67z.
4. ZHENG N N，ZHANG R C，YANG X X，et al. Squamous cell carcinoma antigen is useful in the differential diagnosis of erythroderma. Int J Dermatol，2019，58（8）：e158-e159.
5. 刘书磊，贺伟，王海玲 . 红皮病 66 例临床分析 . 内蒙古医科大学学报，2019，41（S1）：199-201.
6. OHGA Y，BAYARAA B，IMAFUKU S. Therapeutic options and prognosis of chronic idiopathic erythroderma in older adults. Dermatol Ther，2019，32（4）：e12977.

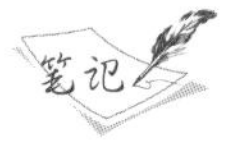

第五章 神经精神性皮肤病

026 术后瘢痕继发皮肤垢着病 1 例

病历摘要

患者，女性，64 岁，主因“前胸部手术后瘢痕处角化增生 5 月余，伴痒痛”就诊。

[现病史] 患者于 2018 年 1 月发现前胸手术瘢痕处出现黄褐色痂皮，伴瘙痒，自行抠除后可再次出现。后痂皮渐增生角化突起形成大小不等丘疹、斑块，累及整个瘢痕处，伴有瘙痒及灼痛感。2018 年 5 月 17 日于北京某医院就诊，诊断为“瘢痕、皮角”，给予部分皮损冷冻治疗，脱落后局部有渗出，可再次形成痂屑。为求进

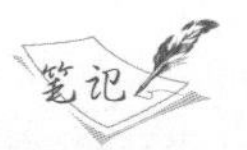

一步诊治入住我科。患者自发病以来，精神、食欲、睡眠可，大小便正常，体重未见明显减轻。

［既往史］ 2013 年于外院行二尖瓣位机械瓣置换 + 三尖瓣成形术。无药物过敏史。

［皮肤科检查］ 前胸可见约 20 cm 长瘢痕，其上可见黄豆至蚕豆大小黄褐色丘疹、结节、斑块，表面角化，质地坚硬，高起于皮肤 0.2 ～ 1 cm，表面略粗糙，瘢痕周围可见片状浅褐色斑片，未见明显血管扩张（图 26-1）。

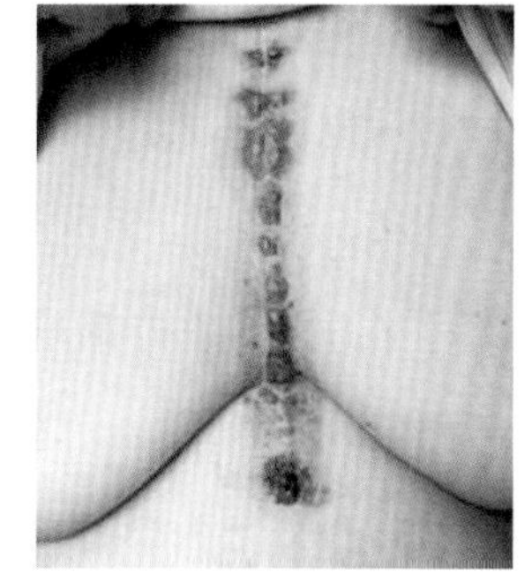

图 26-1　患处外观

［辅助检查］ ①血常规、凝血、C12、生化全项、术前免疫未见明显异常。②皮肤镜：乳头样增生，表面呈黑黄、黄白色鳞屑及痂，皮损表面及周边未见血管结构。

［诊断治疗］ 入院后完善相关检查，真菌镜检查结果为阴性。组织病理检查回报：表皮角化过度，毛囊角栓，表皮突变薄，真皮可见增生硬化的胶原纤维及成纤维细胞增多。真皮内可见纵行与表皮垂直的血管（图 26-2）。诊断为术后瘢痕继发皮肤垢着病。给予外用凡士林霜封包。

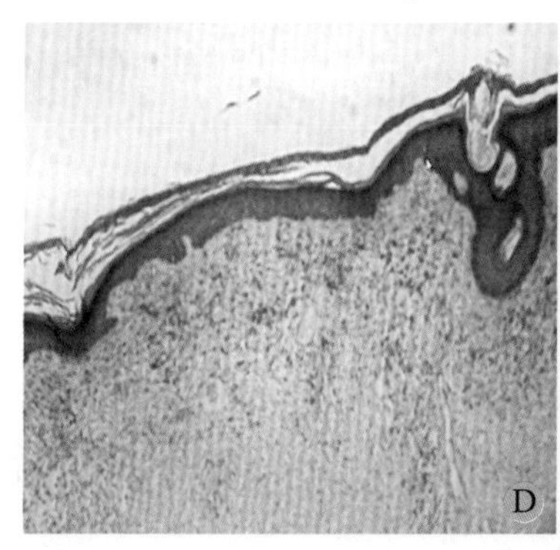

A：HE，×40

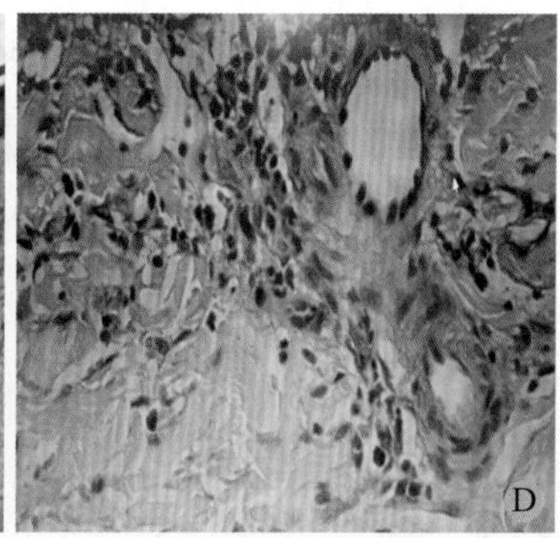

B：HE，×200

图 26-2　皮肤组织病理

病例分析

皮肤垢着病为一种原因不明的皮肤局限性、持续性、污垢性物质附着，被认为是一种罕见的精神性皮肤病，与精神因素、外伤或长期未擦洗有关，也有认为该病可能与糠秕马拉色菌感染有关。

临床表现：多见于女性青少年，皮损开始为绿豆大小、多发黑褐色小丘疹，皮疹渐增多、扩大，丘疹表面呈疣状污垢堆积或褐色痂，质硬，不易剥离，界线清，丘疹可扩大为大片黑褐色斑，其上有污垢样角化性损害，可伴有瘙痒等不适。组织病理学示表皮角化过度，角质物形成团块，真皮浅层小血管周围有少许淋巴细胞浸润。

本例患者为女性，行心脏瓣膜术后，因术后伤口疼痛，且有瘢痕形成，未予及时清洗，继发形成垢着病，给予凡士林霜局部封包治疗后，表面污垢脱落，进一步证实了该诊断。

病例点评

皮肤垢着症的发生多数与精神因素有关，也有学者认为该病与糠秕马拉色菌感染有关，多见于女性青少年。因此，在临床工作中若碰到类似表面角化污垢的皮损，应详细询问病史及个人习惯，必要时行真菌镜检查协助诊断。该病治疗以对症治疗、软化和脱落痂皮为主。

参考文献

1. 赵辨 . 中国临床皮肤病学 . 南京：江苏科学技术出版社，2009：1577-1578.
2. 王文波 . 瘢痕疙瘩最新研究进展 . 组织工程与重建外科杂志，2018，14（6）：357-360.

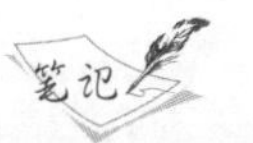

第六章 大疱性皮肤病

027　大疱性类天疱疮1例

病历摘要

患者，男性，80岁，主因“全身泛发红斑、丘疹、丘疱疹1月余，伴痒”于2018年7月3日入院。

[现病史]　2018年5月27日患者双小腿出现散在米粒大的红斑、丘疹、丘疱疹，自觉瘙痒，外用地奈德乳膏后皮疹有所减轻。6月6日皮疹开始增多，发展至躯干、双下肢，外院诊断为“湿疹”，给予口服氯雷他定片、中药汤剂、外用激素药膏等治疗，效果不佳，皮疹加重，泛发全身，自觉瘙痒剧烈，影响睡眠，为求进一步诊治

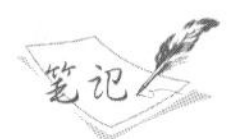

入我院。患者发病以来，精神、食欲、睡眠欠佳，近半年体重下降约 10 kg。

［既往史］ 前列腺增生症，平素小便频繁，有尿不尽感。无烟酒嗜好，家族中无遗传病，无与患者类似疾病。

［体格检查］ 神清语利，双肺听诊呼吸音粗，未闻及干、湿啰音，心脏、腹部未见明显异常。

［皮肤科检查］ 颈部、躯干、四肢泛发米粒至豆大的红斑、丘疹、丘疱疹，部分上有渗出、结痂，皮疹对称分布（图 27-1）。

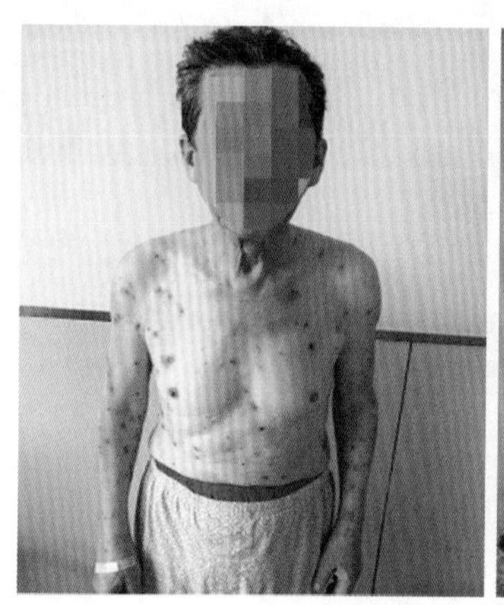
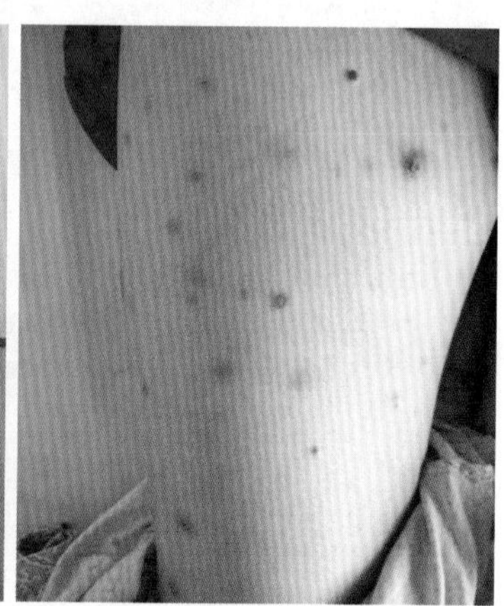

图 27-1 入院时皮损

［辅助检查］ 血常规、尿常规、凝血试验、血生化、多肿瘤标志物大致正常；肝炎分型、性病系列阴性。心电图：窦性心律，T 波异常。胸部 X 线：双肺纹理增重，双侧肺尖部胸膜增厚。腹部彩超：肝囊肿（多发）。前列腺彩超 + 残余尿测定：前列腺增生样改变伴钙化，膀胱少量残余尿。

［初步诊断］ 湿疹。

［治疗］ 给予静脉注射复方甘草酸苷注射液、维生素 C 注射液、10% 葡萄糖酸钙注射液，口服非索非那定片，外用丙酸氟替卡松乳膏等治疗，皮疹无明显改善，仍觉明显瘙痒。

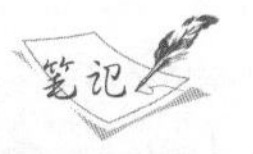

入院第 5 天，躯干、四肢新出数个豆大的水疱，疱壁厚，未破，尼氏征阴性（图 27-2）。给予组织病理检查：表层角化过度，棘细胞轻度增生，局部表皮下大疱形成，真皮浅层血管周围小灶状淋巴细胞、嗜酸性粒细胞浸润（图 27-3）。免疫组化结果：IgG（+，沿基底沉积），IgA（–），C3（+，沿基底沉积）（图 27-4）。给予静脉注射甲泼尼龙注射液（40 mg/ 次，1 次 / 天），口服多西环素分散片（0.1 g/ 次，2 次 / 天）、烟酰胺片（100 mg/ 次，3 次 / 天）、非索非那定片（120 mg/ 次，2 次 / 天）、奥美拉唑肠溶片（20 mg/ 次，1 次 / 天）、碳酸钙 D_3 片（600 mg/ 次，1 次 / 天），外用卤米松乳膏治疗后，皮疹逐渐好转，瘙痒明显减轻。

［最终诊断］ 大疱性类天疱疮（bullous pemphigoid，BP）。

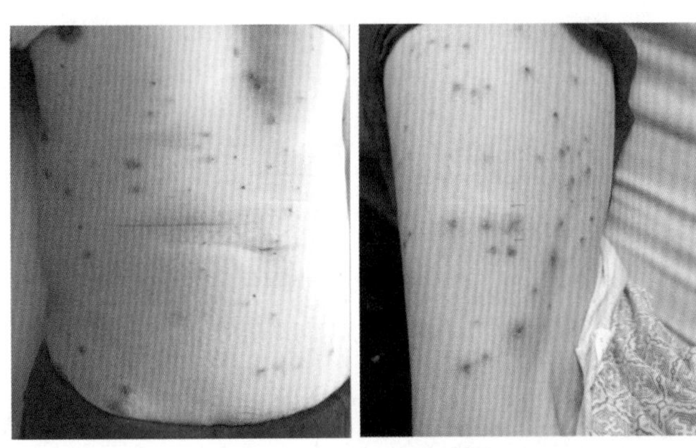

图 27-2　入院 5 天后皮损

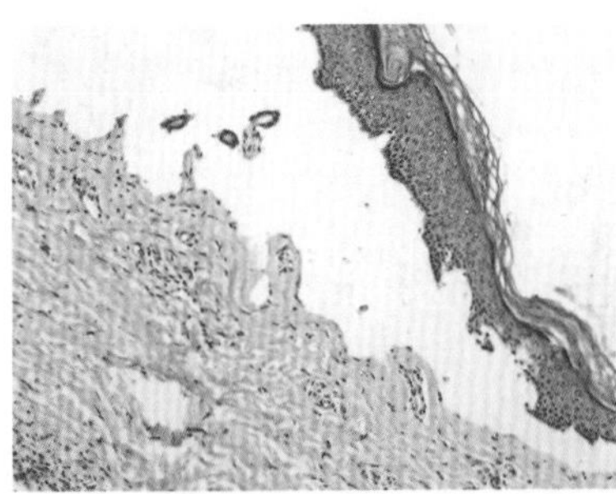

图 27-3　皮肤组织病理（HE，×100）

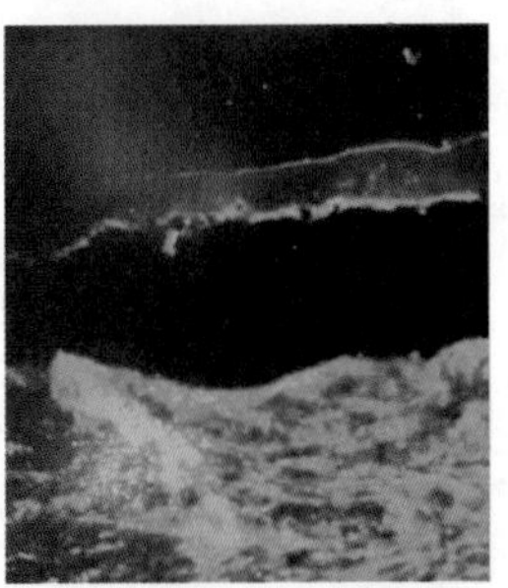

图 27-4　免疫荧光

病例分析

本例患者入院时皮疹表现为泛发、对称分布的红斑、丘疹、丘疱疹，部分有渗出、结痂，自觉瘙痒明显，初步诊断为湿疹，但给予抗过敏、止痒治疗后，皮疹无明显好转，瘙痒无明显减轻。后发现躯干、四肢有新出豆大的厚壁水疱，尼氏征阴性，行组织病理及免疫荧光检查后确诊为大疱性类天疱疮。系统给予糖皮质激素治疗后皮疹迅速好转，瘙痒明显减轻。

大疱性类天疱疮是一种好发于老年人的自身免疫性表皮下大疱病。主要特征是疱壁厚、紧张不易破的大疱，组织病理为表皮下大疱，免疫病理显示基底膜带 IgG 和（或）C3 沉积，血清中存在针对基底膜带成分的自身抗体。目前病因未明。多数患者血清中存在抗基底膜带成分的自身抗体，免疫电镜显示这种抗体结合在基底膜带的透明层，因此该病可能为一种自身免疫病。

该病多累及 60 岁以上的老年人，好发于胸腹部、四肢近端、腋窝和腹股沟。8% ～ 39% 的患者累及黏膜，出现水疱、糜烂。皮损特点为在外观正常皮肤或红斑基础上发生的呈半球状的紧张性水疱或大疱，直径 1 ～ 2 cm，内含浆液，少数可呈血性，尼氏征阴性，疱壁较厚不易破，破溃后糜烂面常覆以痂皮或血痂，可有不同程度瘙痒。

临床上主要应与寻常型天疱疮、湿疹、痒疹、疱疹样皮炎、线状 IgA 皮病、获得性大疱性表皮松解症及重症型多形红斑等疾病进行鉴别。组织病理及免疫荧光检查是诊断与鉴别诊断的“金标准”。组织病理特点为表皮下单房性水疱，疱顶多为正常皮肤，疱腔内有嗜酸性粒细胞；真皮乳头血管周围有嗜酸性粒细胞、淋巴细胞、中性粒细胞浸润。直接免疫荧光显示基底膜带 IgG 和（或）C3 沉积，

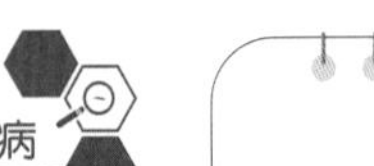

偶见 IgM、IgA 沉积。盐裂皮肤间接免疫荧光显示 IgG 型基底膜带自身抗体结合表皮侧。

如果临床表现典型，我们往往可以快速诊断。但由于少数患者皮疹不典型，易误诊为湿疹、多形红斑等其他疾病。该患者因发病初期皮疹表现为湿疹样，导致误诊，在临床上遇到类似病例应引起注意。

在该病治疗上，如局限性皮损仅外用糖皮质激素制剂就可达到治疗目的，而对泛发型严重性病例则需系统治疗。

糖皮质激素是治疗该病的首选。内用：一般用中等量的泼尼松 0.5 ～ 1.0 mg/（kg · d）即可，病情控制后可逐渐减量至维持量（5 mg/d），剂量小于 30 mg/d 时可予清晨顿服；少数重症患者也可大剂量应用糖皮质激素。治疗过程中应严密观察和预防糖皮质激素的不良反应，如骨质疏松、股骨头坏死、消化性溃疡、微生物感染、电解质紊乱、加重或诱发高血压病、糖尿病等。外用糖皮质激素对全身系统的不良反应少，但仍可产生局部不良反应如皮肤变薄、毛细血管扩张、局部感染等。

除糖皮质激素外，免疫抑制剂或氨苯砜等可以单用或与糖皮质激素联用。四环素或米诺环素单用或与烟酰胺联用有一定疗效。对伴有感染者应及时选用抗菌药物。

大疱性类天疱疮的死因多为机体消耗性衰竭和长期、大剂量应用糖皮质激素等免疫抑制剂后引起的感染、多脏器功能衰竭等并发症。在用药期间一定要注意预防其不良反应，并叮嘱患者定期随访、切勿随意减量或停药。

病例点评

①大疱性类天疱疮为半球状的紧张性水疱或大疱，好发于老年人胸腹部、四肢近端、腋窝和腹股沟等部位，尼氏征阴性。一般根据典型的皮疹特点，诊断不难。需注意少数患者开始表现为非特异性皮损，如风团样、湿疹皮炎样或水肿性红斑，容易误诊。本例患者初期即表现为湿疹样皮损，给予常规抗过敏、止痒治疗皮疹好转不明显，仍感剧烈瘙痒，之后发现新出的厚壁水疱，行组织病理及免疫荧光检查确诊为大疱性类天疱疮，系统给予糖皮质激素治疗后皮疹逐渐好转，瘙痒逐渐减轻。②该病需较长时间口服糖皮质激素，要注意规律减量及维持用药，同时一定要注意及预防其不良反应，皮损少时可仅外用糖皮质激素制剂，以减少不良反应，但局部不良反应仍可能存在。

参考文献

1. 张学军 . 皮肤性病学 . 8 版 . 北京：人民卫生出版社，2013：164-166.
2. 赵辨 . 中国临床皮肤病学 . 南京：江苏科学技术出版社，2009：843-845.
3. 张学军，涂平 . 皮肤性病学 . 北京：人民卫生出版社，2014：283-287.
4. 高涛，龙娟，吕静，等 . 大疱性类天疱疮 227 例回顾性临床分析 . 临床皮肤科杂志，2019，48（1）：6-9.
5. GÖBEL M，EMING R. Management of bullous pemphigoid. Hautarzt，2019，70（4）：236-242.

028　线状 IgA 大疱性皮肤病

病历摘要

患者，男性，77 岁，因“全身斑丘疹 1 年，泛发红斑、水疱、糜烂 1 周伴瘙痒”来我院就诊。

[现病史]　患者入院前 1 年开始口服保健品卵磷脂、鱼肝油，皮肤出现斑丘疹，伴瘙痒，口服“扑尔敏”后病情可缓解，皮疹间断出现。入院前 10 天再次出现上述症状，自行口服扑尔敏、醋酸泼尼松片、息斯敏片等，效果不佳。1 周前全身泛发暗红色斑片，部分红斑表面有水疱、糜烂、渗出，压之褪色，四肢轻度水肿，伴瘙痒、发热，体温高达 38 ℃，急诊就诊，给予输注甲强龙、复方甘草酸苷、维生素 C 注射液，病情有所好转，以“大疱性表皮松解性药疹”收入我科。

[皮肤科检查]　躯干、四肢泛发暗红色斑片，有散在水疱，部分表皮剥脱、糜烂，上有渗液、结痂，皮损界线清楚，左眼部、颈部散在红斑、水疱，双上肢前臂、双手及双小腿、双足部轻度水肿（图 28-1）。

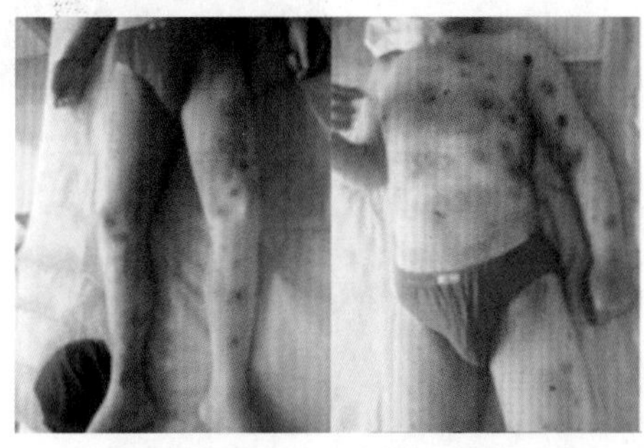

图 28-1　入院第 1 天

［治疗］ 患者入院后继续给予输注甲强龙、维生素 C 注射液，口服非索非那定、氯环力嗪片，局部予依沙吖啶溶液、康复新液湿敷，因患者入院第 1 天出现四肢远端水肿，遂停用复方甘草酸苷（图 28-1）；上述方案治疗半个月后全身仍有新发红斑、水疱，呈环状排列，尼氏征可疑（图 28-2），口腔出现溃疡，遂行组织病理及免疫荧光检查，可见表层轻度角化，未见棘细胞水肿、松解，局部基底细胞下水疱形成，真皮浅层血管周多量嗜酸性粒细胞、淋巴细胞浸润；免疫荧光：IgA（+），基底膜线性、颗粒状沉积，IgG（–），C3（–）（图 28-3）。

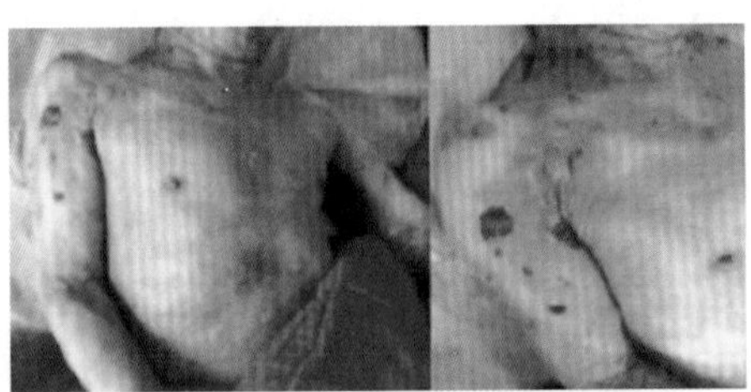

图 28-2　入院第 15 天，可见红斑范围扩大

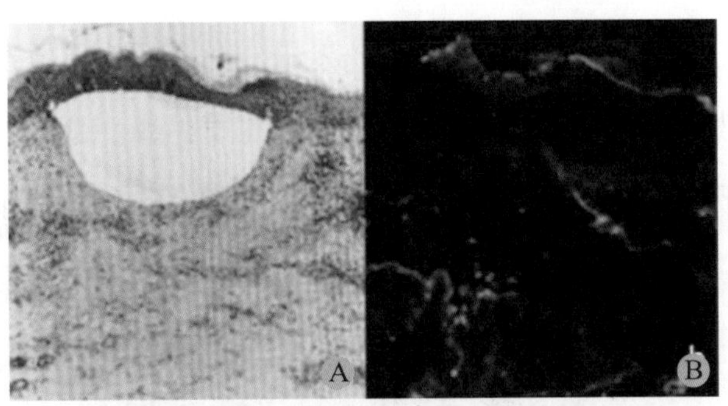

A：组织病理（HE，×40）　　B：免疫荧光

图 28-3　组织病理及免疫荧光检查

因治疗该病的特效药物氨苯砜难以购到，且患者自身经济能力有限，患者及家属要求出院。

［最终诊断］ 线状 IgA 大疱性皮肤病（linear IgA bullous dermatosis，LABD）。

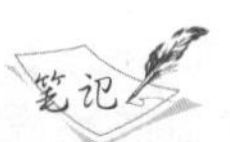

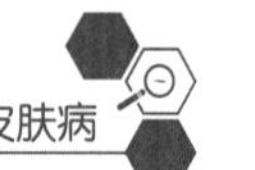

病例分析

LABD 由 Chorzelski 等在 1979 年首次命名，是一种由免疫介导的慢性获得性自身免疫性表皮下疱病，可发生于成人和儿童，最常见在 60 岁以后发病，累及皮肤及黏膜，此病的确立是基于其独特的免疫病理改变，即沿基底膜带 IgA 的线状沉积。LABD 发病原因不明，文献报道与自身免疫性疾病、恶性肿瘤、胃肠道疾病、感染及多种药物有关，其皮损主要累及躯干、四肢，亦可累及头颈面部、口腔黏膜及会阴，表现为红斑、丘疹、丘疱疹、水疱、血疱，伴不同程度的瘙痒，偶伴疼痛。水疱常呈环形、半环形发生于正常皮肤或红斑基础上，大小不等，疱壁紧张，疱液清亮或呈血性，少数可融合成大疱。

在临床上 LABD 有时诊断困难，尤其是成人，组织病理学检查缺乏特异性，与疱疹样皮炎及大疱性类天疱疮难以鉴别；直接免疫荧光检查表现出的沿基底膜带的线状 IgA 沉积是确诊该病的主要依据。本例患者皮损具有多形性，临床表现不典型，发病前有用药史，表现为在躯干、四肢正常皮肤或红斑基础上的水疱、大疱，皮损表皮松解，被简单诊断为大疱性表皮松解性药疹，究其原因，是由于该病好发部位及临床表现无特异性，临床少见，且在治疗期间，患者病情时好时坏，影响了对疾病诊断的进一步判断，若不做组织病理及免疫荧光检查，极易误诊。

氨苯砜是治疗 LABD 的首选药物，在服用氨苯砜 72 小时内即可获得良好的效果，在首次服用氨苯砜时应从小剂量开始使用，儿童一般为 6.25 mg/d，成人一般为 25.0 mg/d，根据患者的症状变化逐渐增加剂量，最高可维持在 100 ～ 150 mg/d，在症状消除后可改为 50 mg/d 维持，并联合小剂量糖皮质激素持续治疗。

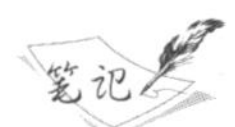

病例点评

①LABD临床少见，应提高临床医师对其认知，遇见相关疾病时，需注意考虑全面，结合组织病理及免疫荧光检查，避免漏诊和误诊。②氨苯砜作为该病治疗的首选药物，可单药治疗或与其他药物，如糖皮质激素等联合使用。选择氨苯砜治疗时，患者应筛查葡萄糖-6-磷酸脱氢酶缺乏症。患有葡萄糖-6-磷酸脱氢酶缺乏症的个体更容易发生非自身免疫性溶血性贫血，氨苯砜会加重这种状况，导致不良后果。即使在健康的人群中，氨苯砜也可引起高铁血红蛋白血症或良性溶血，临床医师需提高警惕，在治疗量范围内尽量减少用量，安全用药。

参考文献

1. 吕茹娟．成人线状 IgA 大疱性皮病一例并文献分析．内蒙古医学杂志，2017，49（2）：178-179.
2. DE LAS HERAS M N. Linear IgA bullous dermatosis of childhood：good response to antibiotic treatment. Clin Exp Dermatol，2014，39（3）：395-397.
3. 陈吉辉，苟辉，张敏，等．妊娠期并发成人型线状 IgA 大疱性皮病 1 例报告．四川大学学报（医学版），2019，50（2）：288.
4. 方永光．氨苯砜在皮肤科的临床应用．临床医学研究与实践，2018，3（12）：196-198.

笔记

第七章 结缔组织病

029 肿胀性红斑狼疮 1 例

病历摘要

患者，女性，53 岁，主因“双眼睑水肿性红斑伴瘙痒 2 月余”入院。

［现病史］ 患者 2 个月前受凉后出现右上眼睑肿胀伴瘙痒，就诊于私人诊所，考虑为“过敏”，给予消炎药（具体不详）眼球注射及口服中药治疗后，红肿逐渐加重，且增大至同侧下眼睑，睁眼困难。半个月前就诊于某眼科医院行眼底检查未见明显异常，给予硼酸洗液冲洗及外用眼药，仍未好转，同时左上眼睑出现肿胀。就诊于当地县医院，考虑为“水肿性红斑”，给予奥洛他定、复方甘草酸苷片等抗过敏治疗 1 天后肿胀减轻，但用药第 3 天肿胀再次加

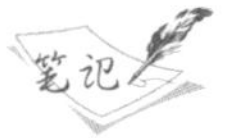

重，遂来我科住院进一步诊治。病程中不伴发热、口腔溃疡、关节疼痛等不适，近4～5日感觉乏力。患者自发病以来，精神、食欲、睡眠可，大小便正常，体重未见明显减轻。

［既往史］ 高血压5年，现口服尼群地平治疗，血压控制可。

［皮肤科检查］ 双眼睑水肿性红斑，右眼显著累及面颊，皮疹边界不清，压之褪色，皮温正常，触压痛阴性（图29-1）。

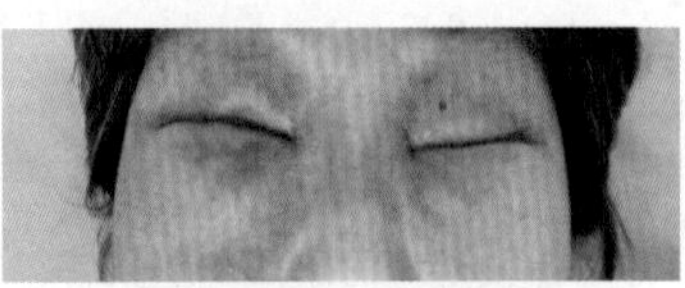

图 29-1 眼部外观

［辅助检查］ 抗核抗体（ANA）1∶100H，抗可溶性抗原（ENA）（+），RO-52（+），红细胞沉降率21 mm/h，血常规、凝血功能、甲状腺功能、C12多肿瘤标志物联合检测、生化全项、术前免疫未见明显异常。

［治疗］ 入院后给予维生素C、葡萄糖酸钙、地塞米松静脉用药5日，皮损颜色稍变淡，肿胀轻度减轻。组织病理检查：真皮血管及附属器周围淋巴细胞浸润，丰富的真皮网状层黏蛋白沉积，真皮上部水肿（图29-2）。修订诊断为肿胀性红斑狼疮。调整治疗方案为口服醋酸泼尼松30 mg、1次/天，羟氯喹0.2 g、2次/天，用药半月余肿胀明显消退。

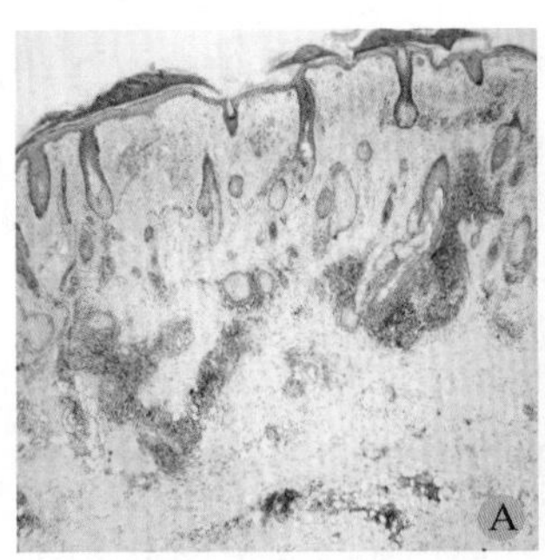

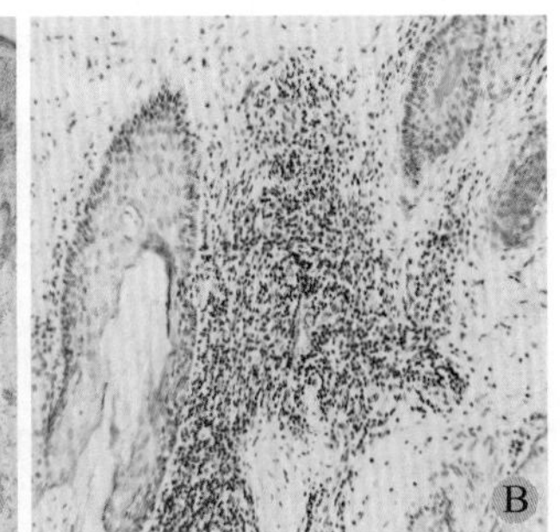

A：HE，×40　　B：HE，×100

图 29-2 皮肤组织病理

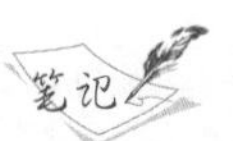

［最终诊断］ 肿胀性红斑狼疮。

病例分析

肿胀性红斑狼疮（lupus erythematosus tumidus，LET）是皮肤型红斑狼疮（cutaneous lupus erythematosus，CLE）的亚型。病因不明，可能在遗传基础上，某些外因（日光照射、饮食）和内因（感染、精神压力）通过神经免疫内分泌网络，导致自身组织细胞抗原发生改变，最终发生自身免疫反应而致病。

临床表现：好发于曝光部位，如面部、头皮、背部上方、颈部V形区、上肢伸侧和肩部等，少见于指节处、上肢内侧、腋窝。LET皮损为紫红无瘢痕性红斑，单个或多个类似荨麻疹样皮损融合的斑丘疹，表面光滑，边界清楚，表面无毛囊角栓。本例患者主要表现为肿胀性红斑狼疮，未见荨麻疹样皮损。

实验室检查方面：肝功能、凝血功能通常无明显异常，血细胞减少或肾功能不全较少见。LET几乎不伴发系统性红斑狼疮。但抗核抗体、抗Ro、抗La或抗DNA抗体是否呈阳性及其滴度水平与病情严重程度几乎无相关性。组织病理学检查是LET主要诊断标准，其特征为真皮上部水肿，真皮血管及附属器周围淋巴细胞浸润，丰富的真皮网状层黏蛋白沉积。直接免疫荧光多为阴性。本例患者部分抗体ANA、ENA、RO-52为阳性，但血常规、肝肾功能均无明显异常，组织病理可见真皮血管及附属器周围淋巴细胞浸润及黏蛋白沉积，均符合此病。

LET预后较好，治疗上注意防晒，局部使用糖皮质激素乳膏有效。此外口服抗光敏药物，如氯喹、羟氯喹等；系统使用糖皮质激素和免疫抑制剂也有一定疗效。本例患者给予小剂量激素及羟氯喹治疗后皮疹好转。

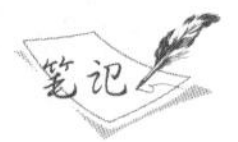

病例点评

肿胀性红斑狼疮在临床表现、血清学抗体及组织病理表现均有别于其他类型的红斑狼疮，是临床中诊治的难点和重点。有人通过一些光生物研究证实其具有显著光敏性，且比其他类型红斑狼疮的光敏性更强。

临床特征方面：LET 皮损缺少常见红斑狼疮的典型表皮改变，如糜烂、萎缩、鳞屑、毛囊角栓等，也无网状青斑等白细胞碎裂性血管炎的表现。LET 部分患者面部和上肢皮损边缘融合成环形或旋涡状，类似亚急性皮肤型红斑狼疮的环状皮损。组织病理方面：其他亚型红斑狼疮常伴有表皮改变，如萎缩、毛囊角栓及真表皮交界的空泡变性或基底膜增厚等，在 LET 上表现不明显或只有局灶性的界面改变，而且 LET 直接免疫荧光结果多为阴性。虽然 LET 与其他类型红斑狼疮有众多不同，但红斑狼疮是具有谱系性的一系列疾病，因此，长期随访及定时病情监测是很有必要的。

参考文献

1. 颜晓波，曲才杰，毕健平 . 10 例肿胀性红斑狼疮临床及病理分析 . 中国麻风皮肤病杂志，2017，33（3）：159-161.
2. BOLOGNIA J L，JORIZZO J L，RAPINI R P. 皮肤病学 . 2 版 . 朱学骏，王宝玺，孙建方，等译 . 北京：北京大学医学出版社，2014：633-647.
3. 和晓琴，黄国萍，吴杰，等 . 肿胀性红斑狼疮一例 . 皮肤病与性病，2019，41（5）：743-744.
4. 朱丽萍，何黎，王正文 . 肿胀性红斑狼疮误诊为过敏性皮炎 . 临床皮肤科杂志，2016，45（8）：584-586.

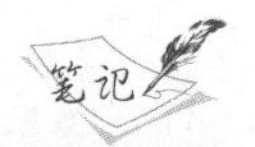

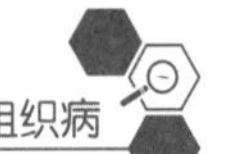

030　系统性硬皮病 1 例

病历摘要

患者，男性，62 岁，主因“双手遇冷后变白、变紫、潮红，以及双手、双前臂皮肤紧张、发硬 3 月余”于 2018 年 7 月 12 日入院。

［现病史］ 患者 2018 年 4 月初自觉双手发凉，遇冷后依次出现变白、变紫、潮红现象，于当地医院口服中药治疗后，双手皮温、皮肤颜色逐渐恢复正常。但双手背皮肤开始变硬，有紧绷感，伴轻度瘙痒。逐渐波及双前臂皮肤，呈弥漫紧张、硬化，口周皮肤变硬，并出现放射状条纹，遂入院治疗。病程中有口干，无发热、口腔溃疡、牙齿块状脱落、关节肌肉疼痛、咳嗽、咳痰、气促、腹泻、吞咽困难等症状。自发病以来食欲尚可，体重无明显变化。

［既往史］ 既往体健，否认手术外伤史、食物药物过敏史。

［个人史］ 吸烟、饮酒 40 余年。家族中无遗传性疾病，无与患者类似疾病。

［体格检查］ 生命体征平稳。神清语利，双肺听诊呼吸音粗，未闻及干湿啰音，心脏、腹部未见明显异常。

［皮肤科检查］ 双手、双前臂皮肤弥漫紧张、硬化，手指呈腊肠状，未见破溃，口周皮肤发硬，可见放射状条纹（图 30-1）。

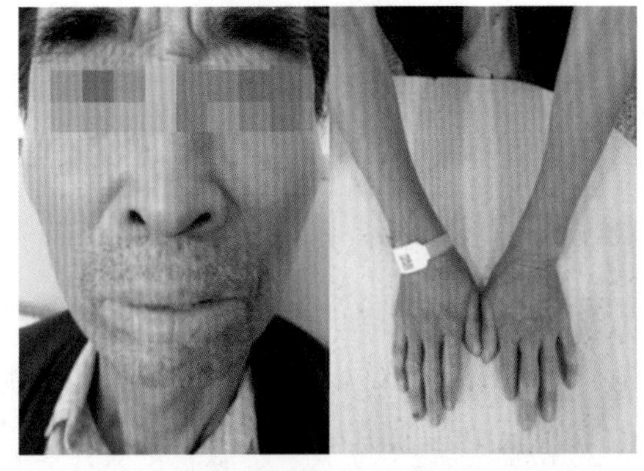

图 30-1　皮肤科检查

［辅助检查］ 血常规、尿常规、便常规、凝血试验、血生化无明显异常；肝炎分型、性病系列阴性；风湿十五项：抗 ENA（+）、抗 Scl-70（+）；风湿筛查：ANA 1 ∶ 320 SH，红细胞沉降率 27 mm/h。心电图：窦性心律，频发房性期前收缩。24 小时动态心电图：窦性心律，频发多源房性期前收缩，短阵房性心动过速，短阵室性心动过速，ST-T 段未见明显动态改变。心脏彩超：肺动脉压力轻度增高，三尖瓣轻度关闭不全，左心室舒张功能减低，左心室收缩功能正常。胸部 CT：肺气肿，双肺野多发微结节密度影，双肺野多发钙化灶。上消化道造影：食管各段造影剂通过顺畅，管壁扩张收缩良好。皮肤组织病理：（右前臂）表皮大致正常，真皮浅中层血管及附属器周围散在淋巴细胞，真皮下部胶原硬化红染（图 30-2）。

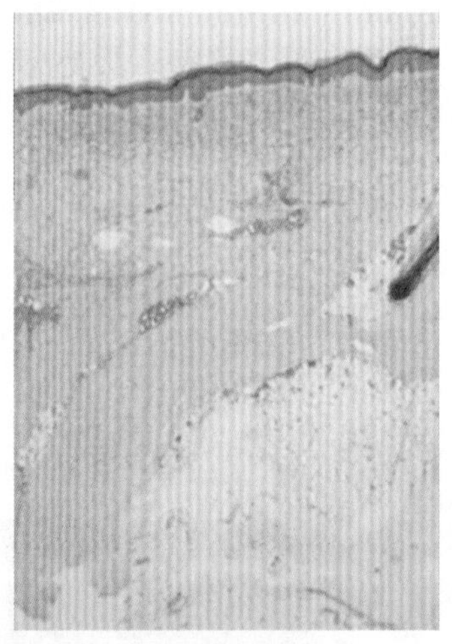

图 30-2 皮肤组织病理（HE，×40）

［诊断］ 系统性硬皮病。

［治疗］ 给予静脉注射甲泼尼龙注射液（40 mg/ 次、1 次 / 天）、复方甘草酸苷注射液（80 mg/ 次、1 次 / 天），口服硝苯地平缓释片（20 mg/ 次、2 次 / 天）、脉管复康片（4 片 / 次、3 次 / 天）、奥美拉唑肠溶片（20 mg/ 次、1 次 / 天）、碳酸钙 D_3 片（600 mg/ 次、

1次/天)，外用多磺酸黏多糖乳膏等治疗1周，双手、双前臂皮肤变软，紧绷感减轻。出院后糖皮质激素改为醋酸泼尼松片(50 mg、晨顿服)，门诊随访调整治疗方案。

病例分析

系统性硬皮病是一种以皮肤和内脏胶原纤维进行性硬化为特征的结缔组织病。病因不明，主要有自身免疫学说、血管学说和胶原合成异常学说。好发于中青年女性，不但侵犯皮肤，亦累及内脏多器官系统。其临床表现有：①前驱症状，雷诺现象为最常见的首发症状，同时可有不规则发热、关节痛、食欲减退、体重下降等。②皮损，依次经历水肿期、硬化期、萎缩期。早期皮肤肿胀、有紧绷感，其后发生皮肤硬化，皮肤表面光滑呈蜡黄色，皮肤坚实发硬，不易捏起，随病情进展，皮肤、皮下组织、肌肉均可萎缩。典型损害为“假面具脸”和腊肠状手指。③骨关节和肌肉损伤，大小关节均可出现关节肿痛、僵硬，肌肉受累表现为肌无力、肌痛，最后萎缩。④血管损伤，表现为血管内膜增生、管腔狭窄并引起心、肺、肾功能受损，对寒冷及情绪刺激的舒缩反应异常。⑤内脏损伤，胃肠道受累可引起食管性吞咽困难、反流性食管炎、胃肠蠕动减慢、吸收不良、便秘或腹泻；肺部受累时，双肺间质性纤维化致换气功能障碍而引起呼吸困难，可并发气胸、肺炎、肺动脉高压等症；心脏受累时可出现心包炎、心律失常、心电图改变和心功能不全；肾脏受累时可出现蛋白尿、血尿、肾功能不全。

系统性硬皮病患者可有贫血、红细胞沉降率增快、γ 球蛋白升高、类风湿因子和冷凝集素或冷球蛋白阳性等改变，可查出多种自身抗体，90% 患者 ANA 阳性，伴雷诺现象者可检出抗 U1RNP 抗体，

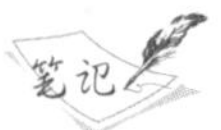

抗着丝点抗体为CREST综合征的标志抗体，抗Scl-70抗体阳性率为20%～30%。组织病理表现主要发生在血管和胶原纤维。真皮血管周围开始时有轻度以淋巴细胞为主的浸润，后逐渐内膜增生、管壁增厚、管腔狭窄甚至闭塞。真皮中、下层胶原纤维开始时肿胀、均质化，逐渐胶原纤维增生、肥厚，附属器减少或消失。

本例患者先出现雷诺现象，双手、双前臂、口周皮肤硬化，手指呈腊肠状，口周可见放射状条纹，化验ANA 1 ∶ 320 SH，抗ENA（+）、抗Scl-70（+），红细胞沉降率27 mm/h，皮肤组织病理示真皮浅中层血管及附属器周围散在淋巴细胞，真皮下部胶原硬化红染，故系统性硬皮病诊断明确。

该病主要治疗方法为：抗感染免疫抑制治疗（糖皮质激素、甲氨蝶呤、环磷酰胺、霉酚酸酯、硫唑嘌呤等）、抑制组织纤维化治疗（青霉胺、秋水仙碱、积雪苷等）、改善血循环治疗（阿司匹林、双嘧达莫、前列腺素、贝前列素、钙离子通道拮抗剂如硝苯地平、ACEI、ARB、5-HT抑制剂、N-乙酰半胱氨酸等）、生物靶向治疗（利妥昔单抗、英夫利昔单抗等）、其他治疗（米诺环素、沙利度胺、阿维A酯、静丙球、血浆置换、自体干细胞移植、光疗等）。

病例点评

本例患者以雷诺现象为首发症状，皮肤硬化局限于双手、双前臂、口周，结合抗体检测结果及组织病理结果，系统性硬皮病诊断明确，属于肢端型，病情进展相对于弥漫型系统性硬皮病慢。系统性硬皮病除侵犯皮肤外，亦累及内脏多器官系统，主要发生在肺、心脏、肾脏、胃肠道。本例患者动态心电图示频发多源房性期前收缩，短阵房性心动过速，短阵室性心动过速，存在心律失常，心脏彩超示

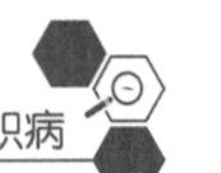

肺动脉压力轻度增高，胸部CT示肺气肿，双肺野多发微结节密度影，说明心、肺已受累。上消化道造影及肾功能检查无明显异常，目前胃肠道、肾脏尚未受累。

本例患者选择的治疗方案为糖皮质激素抗感染、钙离子通道拮抗剂等改善血循环治疗，同时给予保护胃黏膜、预防骨质疏松治疗。使用糖皮质激素治疗时，一定要告知患者该药的不良反应，如骨质疏松、股骨头坏死、消化性溃疡、微生物感染、电解质紊乱、加重或诱发高血压病、糖尿病等，并积极预防。同时宣教亦非常重要，应告知患者定期门诊随访、勿随意减量或停药、避免指端或皮肤外伤、注意保暖、避免吸烟等注意事项。

参考文献

1. 张学军. 皮肤性病学. 8版. 北京：人民卫生出版社，2013：158-160.
2. 赵辨. 中国临床皮肤病学. 南京：江苏科学技术出版社，2009：814-822.
3. 张学军，涂平. 皮肤性病学. 北京：人民卫生出版社，2014：256-264.
4. 刘俊龙，向阳. 系统性硬化症研究现状及治疗进展. 世界最新医学信息文摘，2018，18（27）：21-22，24.

031 皮肌炎 1 例

病历摘要

患者，女性，37 岁，主因“面颈部、躯干、四肢红斑伴瘙痒 2 个月，四肢无力 1 月余”入院。

[现病史] 患者于 2017 年 8 月出现面部、颈部三角区、双手甲周红斑，未予治疗。红斑逐渐扩展至躯干、四肢，且瘙痒明显，影响睡眠，四肢逐渐出现乏力、酸困，举手、下蹲困难，面部及双眼睑出现水肿，无发热、关节肌肉疼痛、光敏、脱发、雷诺现象、眼干、口干等不适。精神、食欲、睡眠欠佳，大小便正常，体重无明显变化。

[既往史] 2014 年 11 月因左乳浸润性导管癌行左侧乳腺癌改良根治术，术后未规律接受放射治疗。个人史、家族史无特殊。

[体格检查] 生命体征平稳，全身浅表淋巴结未触及肿大，心、肺、腹无特殊。

[皮肤科检查] 头皮、面部、颈前三角区、上背部、四肢可见大小不等的水肿性紫红色斑片，边界不清，表面少许鳞屑、抓痕、结痂，面部、双眼睑轻度水肿（图 31-1），双手背、指关节伸侧可见紫红色 Gottron 丘疹，四肢肌力 4 级 –，无压痛，肌张力正常，腱反射正常。

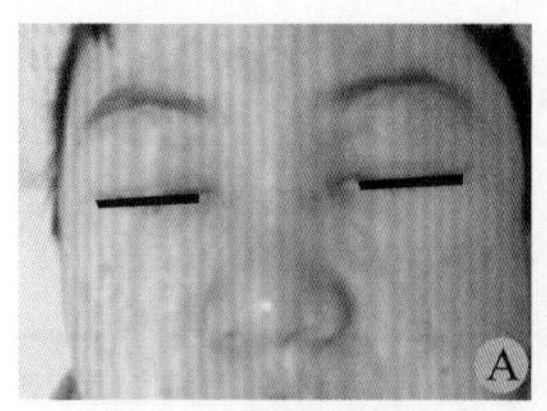
A. 面部、双眼睑水肿性红斑

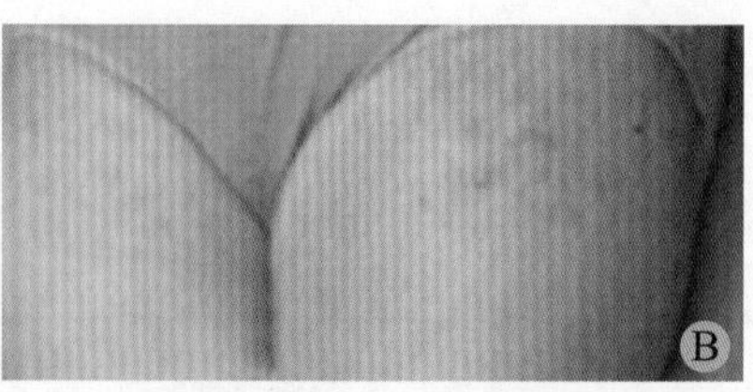
B. 双下肢水肿性紫红斑片

图 31-1 皮肤科检查

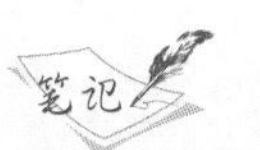

［辅助检查］①血清肌酶：丙氨酸氨基转移酶 71.20 U/L，门冬氨酸氨基转移酶 97.20 U/L，肌酸激酶 1424.00 U/L，肌酸激酶同工酶 MB 31.90 U/L，乳酸脱氢酶 433.00 U/L，羟丁酸脱氢酶 330.00 U/L。②肌电图提示肌源性损伤。③血常规、尿常规、便常规、肝肾功、血糖、电解质、免疫球蛋白、补体、循环免疫复合物、红细胞沉降率、C- 反应蛋白、风湿十五项、多肿瘤标志物未见明显异常。④心电图、胸部 CT、腹部彩超未见明显异常。⑤浅表淋巴结彩超：双侧颈部大血管旁淋巴结、锁骨上窝淋巴结、腋窝淋巴结未见明显异常。⑥组织病理检查：角化过度，灶性角化不全，表面渗出、结痂，灶性的界面改变，真皮乳头灶性水肿，真皮浅中层血管周围少量淋巴细胞浸润（图 31-2A）；特殊染色：ABPAS（+），PAS（–）（图 31-2B）。⑦院外行全身骨扫描未见明显异常。

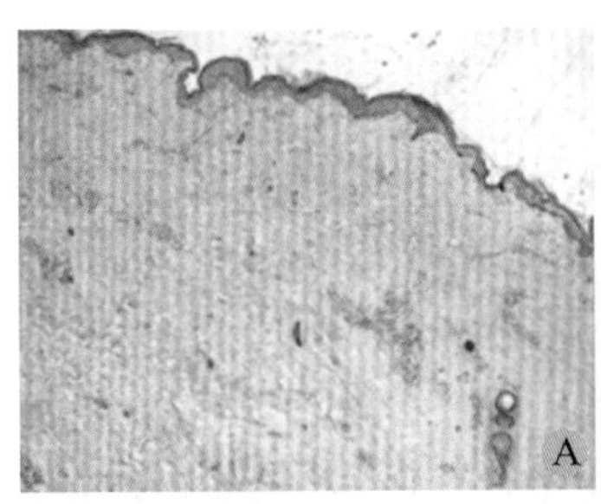

A：可见灶性的界面改变，真皮乳头灶性水肿，真皮浅中层血管周围少量淋巴细胞浸润（HE，×40）

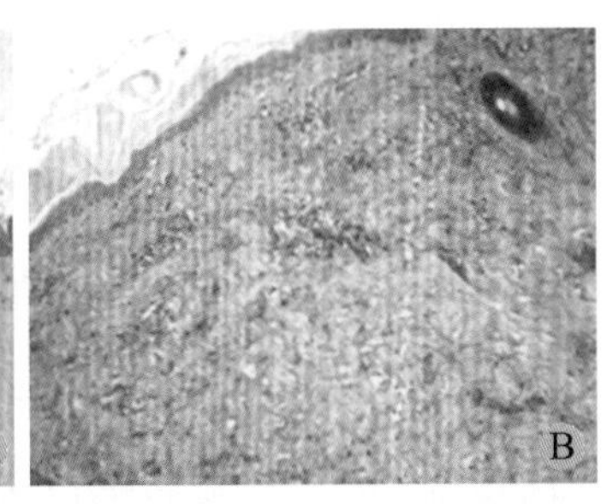

B：ABPAS 染色（+），真皮全层胶原间有淡蓝色物质沉积（×100）

图 31-2 皮肤组织病理

［诊断］ 皮肌炎（dermatomyositis，DM）。

［治疗］ 给予醋酸泼尼松片 60 mg 及其他对症治疗，16 天后全身皮疹及肌力明显好转，复查血清丙氨酸氨基转移酶 54.30 U/L，门冬氨酸氨基转移酶 41.70 U/L，肌酸激酶 291.00 U/L，肌酸激酶同工酶 MB 21.10 U/L，乳酸脱氢酶 339.00 U/L，羟丁酸脱氢酶 269.00 U/L，

肝肾功等无明显异常，病情好转出院。后定期复查，激素逐渐减量，随访至今皮损尚未复发。

病例分析

患者具有双上眼睑水肿性紫红斑，双手背、指关节伸侧 Gottron 丘疹，四肢近端肌群肌力下降，血清肌酶升高，肌电图提示肌源性损伤，皮损病理符合皮肌炎表现，根据 1975 年 Bohan/Peter 诊断标准皮肌炎诊断明确。

皮肌炎是一组主要累及皮肤和肌肉的炎症性结缔组织病，皮损主要表现为红斑、水肿，肌肉损伤主要表现为肌痛及肌无力。各年龄组均可发病，发病年龄有 2 个高峰，第 1 个高峰是儿童期，第 2 个高峰是 40 ～ 60 岁的成年人。病因不明确，可能与免疫异常、恶性肿瘤、病毒感染、遗传因素等有关。

皮肌炎中具有诊断意义的皮损为眶周紫红色斑和 Gottron 丘疹，眶周紫红色斑即为双上眼睑的水肿性紫红色斑片，Gottron 丘疹即为发生于指趾关节伸侧的紫红色丘疹或斑块。水肿性的紫红色斑片还可累及前额、颈部、上胸部三角区（V 字区）、肩背部、前臂，以及头皮、耳前和耳后等曝光部位。慢性病例中可在原有红斑皮损上出现色素沉着、色素减退、毛细血管扩张、皮肤萎缩，呈现皮肤异色病样改变，称皮肤异色症。部分患者还可以出现雷诺现象、甲周红斑、脱发、钙质沉着等。

肌炎主要表现为受累肌群的无力、疼痛和压痛。起病可在数月或数年之内逐渐发生，也可以突然发生并迅速进展。任何部位横纹肌均可受累，多为对称性。通常四肢近端肌肉先受累，逐渐累及其他肌肉。最常侵犯的肌群为肩胛带肌、四肢近端肌群、颈部肌群、

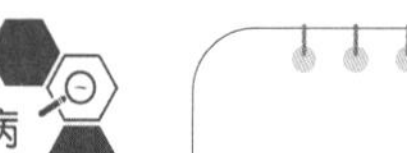

咽喉部肌群，出现相应症状如举手、下蹲、上台阶、抬头、吞咽困难及声音嘶哑等。根据受损肌肉不同，还可以引起其他相应的症状。

血清肌酶是诊断皮肌炎的一个重要指标，我们要清楚血清肌酶的一些特点，如皮肌炎主要损伤的是横纹肌，肌酸激酶（CK）、门冬氨酸氨基转移酶（AST）、丙氨酸氨基转移酶（ALT）、乳酸脱氢酶（LDH）和醛缩酶（ALD）会显著增高，这些都是肌肉损伤的敏感指标，特别是 CK 和 ALD 是横纹肌组织内含有的酶，特异性高。且肌酶水平与肌肉病变的范围、程度大致平行，血清酶值的增减多与肌肉病变的消长平行，可反映疾病活动性，一般在肌力改善前 3 ～ 4 周降低，临床复发前 5 ～ 6 周升高。了解这些特点有助于我们评估病情、选择检测时机、制定治疗方案及评价疗效。我们还可以通过检测血清中的自身抗体来诊断皮肌炎，抗 Mi、PM-1 和 Jo-1 抗体是三种特异性较高的自身抗体，但阳性率不高。皮损及肌肉组织病理需符合皮肌炎的改变。

该病首选糖皮质激素治疗，剂量取决于疾病活动程度，开始宜足量，以临床表现的改善、肌力测定、血清肌酶水平 3 项评定疗效，其中临床表现的改善最为重要。该患者给予醋酸泼尼松片 60 mg 治疗半个月，肌酶水平明显下降，临床肌力明显改善，皮损逐步消退，对糖皮质激素疗效佳，但需要注意应逐步减少激素用量，不能突然减量及停用激素，常需维持数月到数年。对于糖皮质激素疗效欠佳或不能耐受激素的患者，也可使用甲氨蝶呤、硫唑嘌呤、环磷酰胺等免疫抑制剂。

病例点评

本例患者皮肤与肌肉损伤出现的时间与程度基本平行，诊断相对容易。但肌肉症状与皮疹出现的时间不一定同步，受损程度

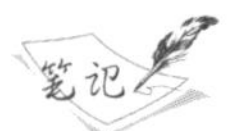

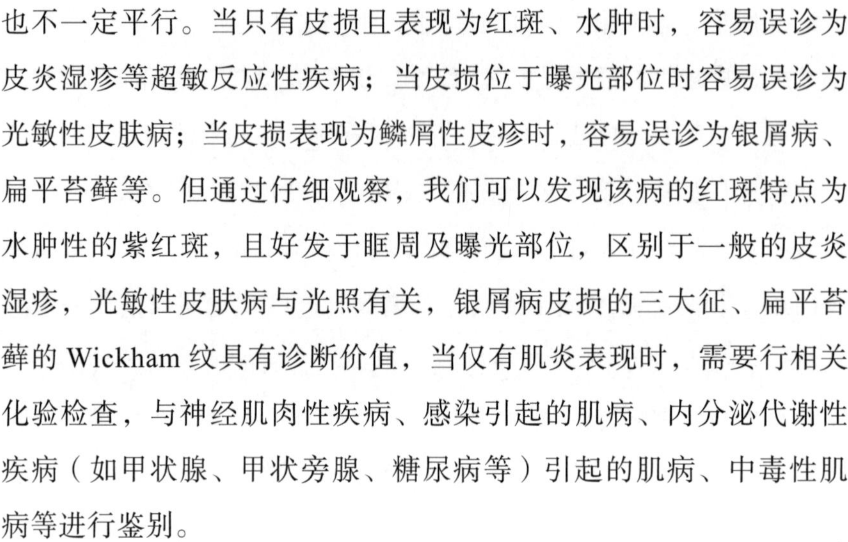

也不一定平行。当只有皮损且表现为红斑、水肿时，容易误诊为皮炎湿疹等超敏反应性疾病；当皮损位于曝光部位时容易误诊为光敏性皮肤病；当皮损表现为鳞屑性皮疹时，容易误诊为银屑病、扁平苔藓等。但通过仔细观察，我们可以发现该病的红斑特点为水肿性的紫红斑，且好发于眶周及曝光部位，区别于一般的皮炎湿疹，光敏性皮肤病与光照有关，银屑病皮损的三大征、扁平苔藓的 Wickham 纹具有诊断价值，当仅有肌炎表现时，需要行相关化验检查，与神经肌肉性疾病、感染引起的肌病、内分泌代谢性疾病（如甲状腺、甲状旁腺、糖尿病等）引起的肌病、中毒性肌病等进行鉴别。

发生于成年人的皮肌炎易合并恶性肿瘤，肿瘤发生时间可早于或晚于皮肌炎，并可出现于全身各系统，一旦确诊需行全身检查，避免遗漏潜在的肿瘤。一般在肿瘤治疗后皮肌炎病情可缓解，但该患者皮肌炎在乳腺癌术后 2 年多才出现，可能与患者术后未规律行放射治疗，导致肿瘤治疗不彻底有关，对于这类患者住院期间我们应该进行仔细的检查，后期密切随访，了解肿瘤有无复发。

参考文献

1. WANG J，GUO G，CHEN G，et al. Meta-analysis of the association of dermatomyositis and polymyositis with cancer. Br J Dermatol，2013，169（4）：838-847.

2. 张学军，涂平 . 皮肤性病学 . 北京：人民卫生出版社，2015：249-255.

3. BOHAN A，PETER J B. Polymyositis and dermatomysitis（first of two parts）. N Eng J Med，1975，292（8）：403-407.

4. 薛珂，郑捷，曹华 . 皮肌炎皮损的研究进展 . 中国皮肤性病学杂志，2019，33（1）：92-95.

5. 卢晓红，王培光 . 皮肌炎治疗研究进展 . 中国临床药理学与治疗学，2018，23（7）：836-840.

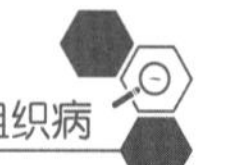

032 泛发型大疱性硬皮病1例

病历摘要

患者，男性，51岁，主因"背部、上肢、指端皮肤变硬、结痂、萎缩伴疼痛5年"就诊。

［现病史］ 患者5年前自觉肩背部、上肢出现多发性片状水肿性斑块，皮肤较硬，轻度萎缩，后在上述部位间断出现水疱、大疱，疱壁较厚，周围有轻度红肿，水疱很快破溃干涸，形成较厚的黑色痂皮，部分形成深在性溃疡，自觉疼痛剧烈，就诊于当地多家医院，诊断不详，间断给予糖皮质激素、抗菌药物软膏及紫药水等外用，皮损逐渐扩大，泛发至背部、上肢、双手末端、肘关节、面颊部位等，患者手指关节和肘关节活动中度受限，自觉疼痛。不伴有明显吞咽困难及心脏不适。为求进一步诊治就诊于我院皮肤科门诊。

［皮肤科检查］ 一般情况可。面部、肩部、背部、双上肢、肘关节有大小不等溃疡、结痂，散在形状不规则硬化萎缩性凹陷，周围无明显红晕，可见黑褐色色素沉着，有轻度触痛，双手末端指关节皮温稍低，未见明显雷诺现象。双手指关节、肘关节活动轻中度受限。双侧面颊部、双手部皮肤片状硬化萎缩，触之较韧，呈褐色（图32-1）。

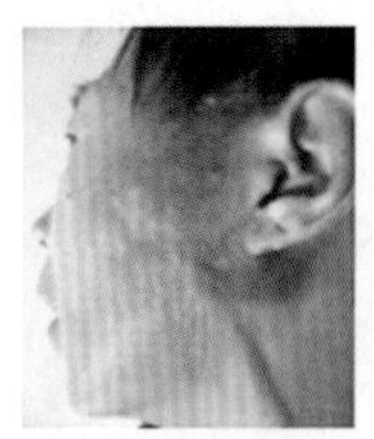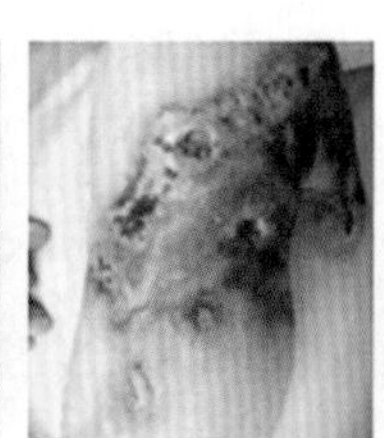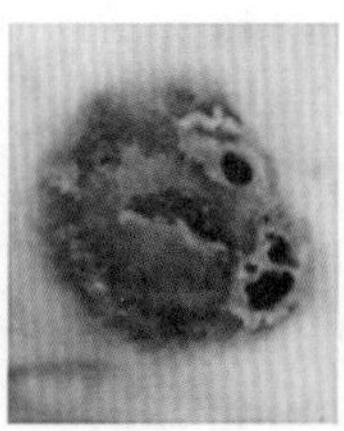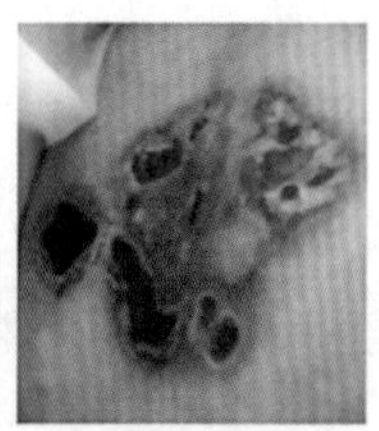

图32-1 皮肤科检查

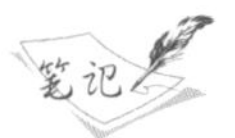

［辅助检查］ 血常规(－), 尿常规(－), 风湿系列 ANA(＋)1 ∶ 100 S，抗 Scl-70 抗体（＋），抗着丝点抗体（－），其余未见异常。心电图：正常心电图。胸部 X 线：心、肺、膈未见明显异常。腹部彩超：肝胆胰脾肾未见明显异常。组织活检：（上肢）角化过度，表皮突下延，真皮下部及脂肪间隔胶原致密、红染，间隔内可见中等量淋巴细胞浸润，脂肪小叶内血管内皮细胞肿胀，脂肪小叶局灶性坏死，管壁增厚红染，病理符合硬斑病（图 32-2）。

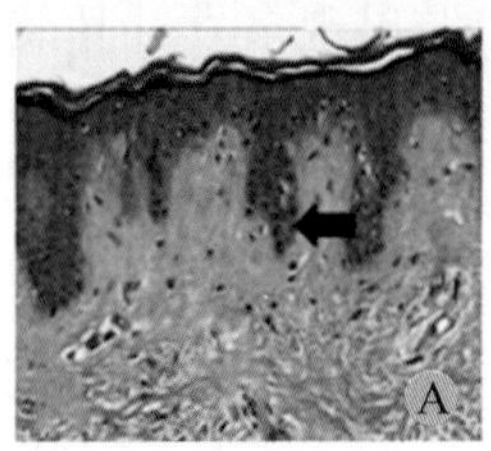

A：表皮角化过度，表皮突延长（HE，×100）

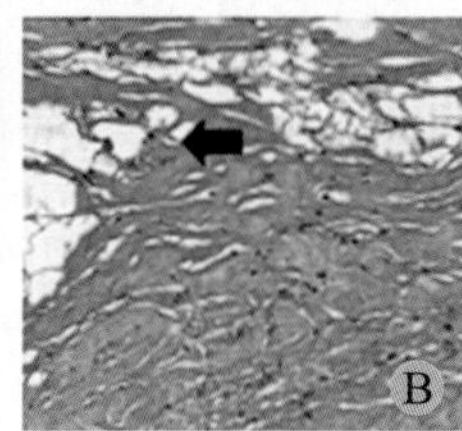

B：真皮深层胶原纤维致密，散在淋巴细胞浸润，脂肪小叶局灶性坏死（HE，×200）

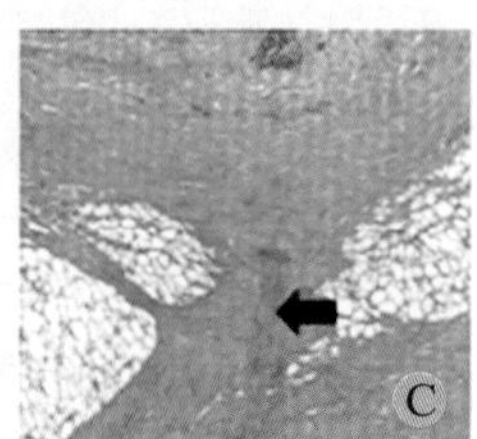

C：真皮深层胶原纤维致密，脂肪间隔增宽（HE，×400）

图 32-2　组织病理

［诊断］ 泛发型大疱性硬皮病。

［治疗］ 本例患者给予 UVA 光疗治疗，每周 3 次，连续治疗 2 个月，发现溃疡有显著改善，面积减小，但是有瘢痕形成。未给予其他药物治疗。

病例分析

泛发型大疱性硬皮病是少见的局限性硬皮病，包括皮肤和皮下组织的硬化，并且有大疱产生，约占所有硬皮病报道的发病率的 7.5%。尽管该病发生大疱的机制到目前为止仍不十分清楚，通常认为的致病机制包括炎症反应、淋巴管阻塞、真表皮连接处免疫反应等。大多数人认为淋巴管阻塞是引起该病的原因。但不是所有报道的大

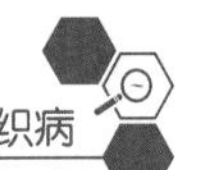

疱性硬皮病都是淋巴管阻塞引起的，因为有报道证实有淋巴管阻塞但是没有大疱形成。也有学者报道该病可以由辐射诱导引起。该病因为有大疱形成，病变深达脂肪层，大疱破溃后引起深在性难治性溃疡，若不治疗，皮损扩大同时皮肤的硬化可以引起肢体的残毁。该病硬化可累及肢体末端，初起为水肿状，以后进行性硬化，出现致残性萎缩。嗜酸性筋膜炎、硬皮病样移植物抗宿主病中也可见此种表现。该病可以仅是皮肤表现，也可以发展为系统性硬化。

组织病理改变和疾病的发展阶段及取材的部位有直接关系。疾病早期，炎症边缘或中央硬化与疾病累及的深度有关。疾病早期或炎症边缘皮损未硬化处表现为表皮下大疱，血管内皮细胞肿胀和水肿，有扩张的淋巴管，毛细血管和小动脉周围浸润细胞主要为 CD4 T 淋巴细胞，也可有嗜酸细胞和浆细胞、肥大细胞。后期炎症减轻，除脂肪区域外炎症最后完全消失，表皮基本正常，真皮和皮下组织不再水肿，毛细血管小血管减少，很多结构被均质化替代，胶原束间间隙变窄，胶原纤维在真皮深层致密排列，小汗腺萎缩，皮下呈均质化和透明化。

目前治疗泛发型大疱性硬斑病的方法包括：① PUVA 或 UVA 光疗；②糖皮质激素局部封闭；③他克莫司软膏外用；④维生素 D_3 衍生物，如卡泊三醇软膏或钙泊三醇软膏等外用；⑤系统使用糖皮质激素，在炎症期有效；⑥ MTX 在急性期有效，糖皮质激素加 MTX 对快速进展的硬斑病有效；⑦青霉素；⑧阿维 A 胶囊口服；⑨整形手术治疗挛缩；⑩细胞因子；⑪伊马替尼也是治疗该病的一个新途径，可以取得较好的疗效；⑫英夫利昔单抗。

病例点评

①本例患者全身有多处泛发的大疱、溃疡、结痂、硬化，但病变主要局限于皮肤，内脏无明显受累，结合辅助检查及组织病理，

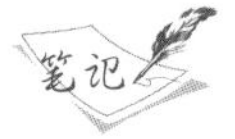

明确诊断为泛发型大疱性硬皮病。②本例患者病程有 5 年，目前没有活动性病灶，属于慢性稳定期，病理检查也没有发现明显的淋巴管阻塞形成，所以不能确定该患者大疱形成的原因，也有可能是由创伤引起的。③该病需要和系统性硬皮病鉴别。系统性硬皮病除有广泛分布的皮肤硬化外，常合并有自身免疫性疾病，化验血清可有多种自身抗体阳性，如 Scl-70 抗体常标志着肺部受累和病情较重；而在硬皮病的局限性和弥漫性两极型之间可见一些中间型，如局限性硬皮病中的泛发型硬斑病和系统性硬皮病中的肢端硬化型硬皮病和 CREST 综合征。因此本例患者虽然 Scl-70 抗体阳性，但患者的胸部 X 线未见明显硬化，病情也较平稳，无明显加重，不能依据该化验诊断为系统性硬皮病，但不除外发展为系统性硬皮病的可能，需要定期复查胸部 X 线，必要时行胸部 CT 扫描，进行随访。

参考文献

1. 赵辨 . 中国临床皮肤病学 . 南京：江苏科学技术出版社，2001：673.
2. YANABA K，UMEZAWA Y，NAKAGAWA H. A case of radiation-induced generalized morphea with prominent mucin deposition and tenderness. Am J Case Rep，2015，16：279-282.
3. FERNANDEZ-FLORES A，GATICA-TORRES M，TINOCO-FRAGOSO F，et al. Three cases of bullous morphea：histopathologic findings with implications regarding pathogenesis. J Cutan Pathol，2015，42（2）：144-149.
4. NISAR M F，PARSONS K S G，BIAN C X，et al. UVA irradiation induced heme oxygenase-1：a novel phototherapy for morphea. Photochem Photobiol，2015，91（1）：210-220.
5. VASCO C M，PEDRO M B，FERNANDO A P，et al. Imatinib：a novel treatment approach for generalized morphea. Int J Dermatol，2014，54（10）：1299-1302.
6. FERGUSON I D，WEISER P，TOROK K S. A case report of successful treatment of recalcitrant childhood localized scleroderma with infliximab and leflunomide. Open Rheumatol J，2015，9：30-35.

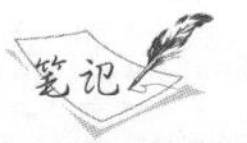

第八章 血管炎及血管病

033 Sweet 病 1 例

病历摘要

患者，女性，45 岁，主因“额、眼睑、唇部、颈部红斑水疱 7 天，伴疼痛”入院。

[现病史] 患者于 2016 年 7 月 30 日开始出现唇部水肿性红斑，逐渐发展至左侧上眼睑、额部、颈部，部分红斑上出现水疱、脓疱，自觉左眼睑肿胀明显，睁眼困难，触痛阳性，并于上颚左侧出现米粒大溃疡。自述起皮疹前有上呼吸道感染史，无发热、乏力、关节肌肉疼痛等。患者精神、食欲、睡眠尚可，大小便无明显异常，体重无明显变化。

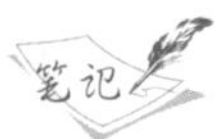

[既往史] 乙肝携带者30年，否认其他疾病史。1982年因阑尾穿孔行手术治疗并输血，否认外伤史，否认食物过敏史，对青霉素过敏。未到过疫区，无药物、放射物及其他有害物质接触史，无冶游史。家族史无特殊。

[体格检查] 生命体征平稳，全身浅表淋巴结未触及肿大，心、肺、腹无特殊。

[皮肤科检查] 额部、左侧上眼睑、颈部散在大小不等水肿性、疼痛性红斑，部分红斑上有水疱、脓疱，未破溃，左眼睑肿胀明显，睁眼困难，球结膜无明显充血，视力无明显异常。上唇肿胀、表面血痂。上颚左侧见一米粒大小的溃疡。右手拇指有一蚕豆大小的红斑，中央破溃、结痂（图33-1）。皮损触痛阳性。

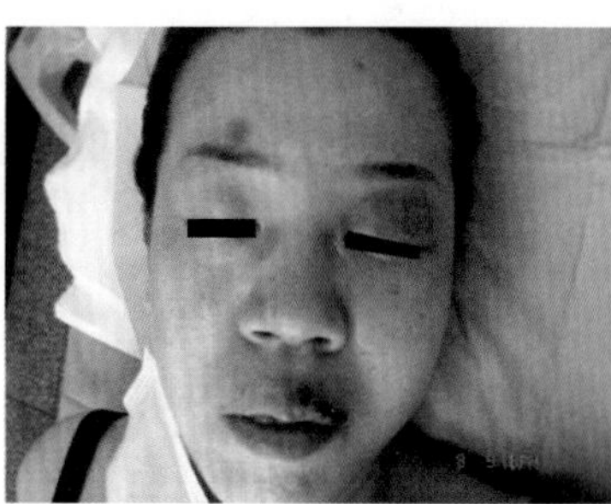
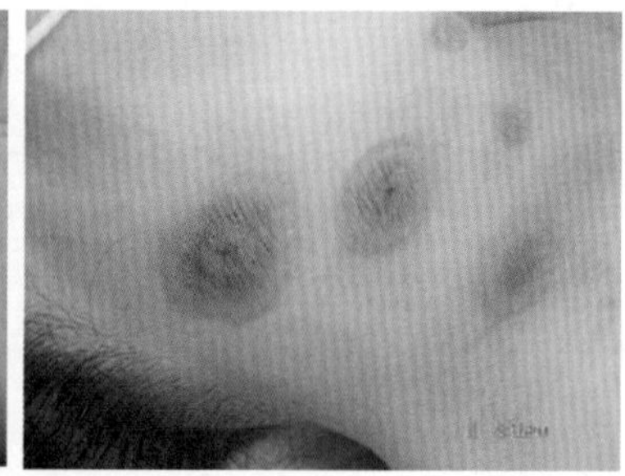

图33-1 皮肤科检查

[辅助检查] 血常规示白细胞 13.3×10^9/L，中性粒细胞百分比79.91%。尿常规、便常规、血生化未见明显异常。多肿瘤标志物未见异常。红细胞沉降率50 mm/h。抗链球菌溶血素O 72.3 IU/mL。C-反应蛋白80.2 mg/L。补体 C_3 1.61 g/L、C_4 0.32 g/L。类风湿筛查、风湿十五项未见异常。脓疱疱液细菌培养：表皮葡萄球菌（少）。心电图、胸片、腹部彩超未见明显异常。皮损病理检查（颈部）：角化过度，灶性角化不全，表皮细胞间水肿，可见中性粒细胞及核尘，真皮乳头高度水肿，大量嗜酸性粒细胞浸润，真皮中下层可见大量中性粒细胞及核尘，符合Sweet病（图33-2）。

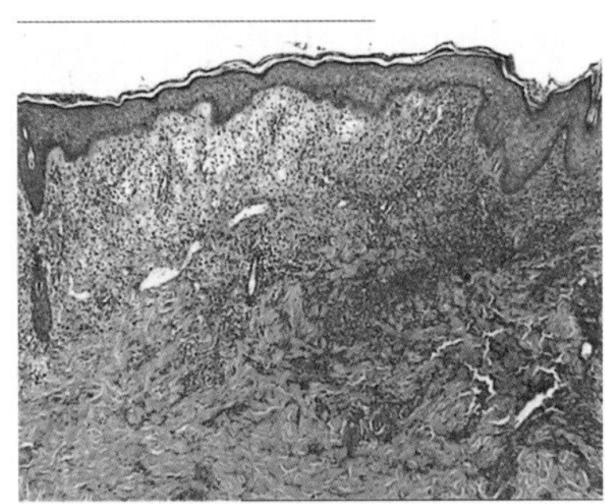

图 33-2 皮肤组织病理（HE，×100）

[诊断] Sweet 病。

[治疗] 给予醋酸泼尼松片（20 mg、晨顿服）及沙利度胺片（50 mg/ 次、2 次 / 天、口服），1 周后皮损完全消退。

病例分析

Sweet 病，即急性发热性嗜中性皮病（acute febrile neutrophilic dermatosis），又名 Sweet 综合征，于 1964 年由 Sweet 首先报道而得名，主要表现为发热，面、颈部、四肢隆起的疼痛性红色结节或斑块。

病因不明，可与以下一些因素有关。常见发病前有上呼吸道感染，如咽炎、扁桃体炎、支气管炎及胃肠道感染。部分女性患者可由药物诱发，如米诺环素、全反式维 A 酸、呋塞米等。部分患者皮损发生在肿瘤后，或机体存在潜在的肿瘤，包括白血病、淋巴瘤、乳腺癌、胃肠道及泌尿生殖道肿瘤。本例患者起皮疹前有上呼吸道感染史，无药物接触史。我们对其进行了仔细的查体和系统的检查、化验，暂未发现肿瘤存在。还可与一些自身免疫性疾病，如皮肌炎、系统性红斑狼疮、类风湿性关节炎等相关。

该病多急性起病，好发于夏秋季，常见于中年以上的女性，多在 30 ～ 60 岁发病。皮损为散在性的扁平隆起的红色疼痛性斑块与

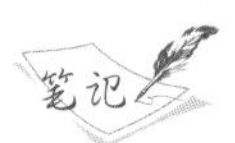

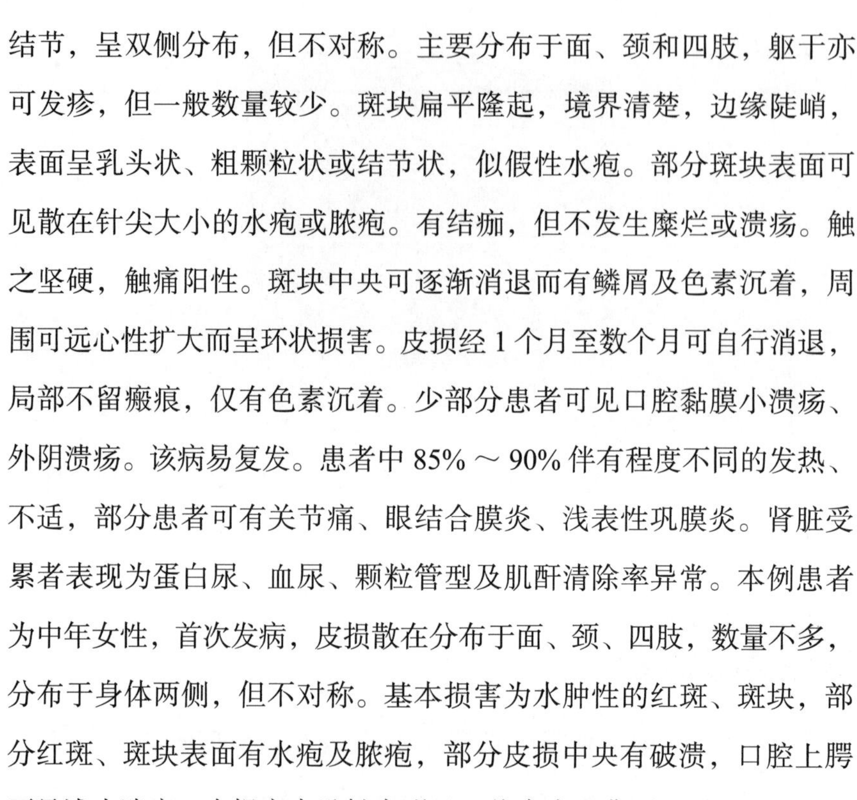

结节，呈双侧分布，但不对称。主要分布于面、颈和四肢，躯干亦可发疹，但一般数量较少。斑块扁平隆起，境界清楚，边缘陡峭，表面呈乳头状、粗颗粒状或结节状，似假性水疱。部分斑块表面可见散在针尖大小的水疱或脓疱。有结痂，但不发生糜烂或溃疡。触之坚硬，触痛阳性。斑块中央可逐渐消退而有鳞屑及色素沉着，周围可远心性扩大而呈环状损害。皮损经 1 个月至数个月可自行消退，局部不留瘢痕，仅有色素沉着。少部分患者可见口腔黏膜小溃疡、外阴溃疡。该病易复发。患者中 85% ～ 90% 伴有程度不同的发热、不适，部分患者可有关节痛、眼结合膜炎、浅表性巩膜炎。肾脏受累者表现为蛋白尿、血尿、颗粒管型及肌酐清除率异常。本例患者为中年女性，首次发病，皮损散在分布于面、颈、四肢，数量不多，分布于身体两侧，但不对称。基本损害为水肿性的红斑、斑块，部分红斑、斑块表面有水疱及脓疱，部分皮损中央有破溃，口腔上腭可见浅小溃疡，皮损疼痛及触痛明显，临床表现典型。

该病常伴有末梢血白细胞总数及中性粒细胞比例增多，也可见白细胞总数不高而中性粒细胞比例增多者。红细胞沉降率常增快。免疫球蛋白与补体测定多为正常。有报道针刺反应阳性率达 80%。本例患者血常规示白细胞总数及中性粒细胞比例均升高，红细胞沉降率 50 mm/h，抗链球菌溶血素 O 72.3 IU/mL，C- 反应蛋白 80.2 mg/L，其余化验检查基本在正常范围。脓疱疱液细菌培养示表皮葡萄球菌（少），考虑为污染所致，无特殊临床意义。

该病的病理变化主要在真皮，可见真皮乳头层水肿，有时可形成大疱，真皮浅层和中层内毛细血管扩张充血，血管周围多数中性粒细胞浸润，常见核尘。真皮全层及皮下亦可如此。本例患者皮损病理检查示角化过度，灶性角化不全，表皮细胞间水肿，可见中性

笔记

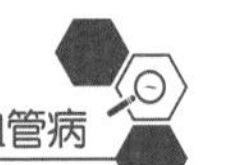

粒细胞核尘，真皮乳头高度水肿，可见大量嗜酸性粒细胞浸润，真皮中下层可见大量中性粒细胞及核尘，血管周围混合炎细胞浸润，符合 Sweet 病的病理改变。

该病通常用抗菌药物治疗效果不好，而对糖皮质激素效果佳。此外也可用氨苯砜、碘化钾、沙利度胺、雷公藤制剂及秋水仙碱等药物治疗。

病例点评

①本例患者皮损及病理表现典型，末梢血白细胞计数及中性粒细胞比例增高，红细胞沉降率增快，C- 反应蛋白升高，诊断 Sweet 病明确。②该病常伴有发热症状，但本例患者并未出现，故发热不是诊断该病的必要条件。③该病皮损常为红色斑块与结节，表面呈乳头状或粗颗粒状，似假水疱改变，但本例患者皮损表面可见水疱、脓疱改变，说明少部分患者亦可出现真性水疱或脓疱表现，我们在遇到这样较少见的表现时需要考虑到此病的可能，进而行相关检查来明确诊断，不能盲目排除。④切记在诊断该病后要系统排查有无肿瘤性疾病，尤其对于反复发作的老年患者及治疗效果差者，如有应尽早治疗。⑤本例患者发病前有上呼吸道感染史，入院化验血象高、皮损、抗链球菌溶血素 O 升高、C- 反应蛋白升高，皮损散在分布，并不是我们通常看到的局限性分布、具有红肿热痛的感染性皮损表现，而是由感染诱发的机体免疫反应所致，故给予抗菌药物治疗不会有明显效果。⑥治疗首选小剂量糖皮质激素，一般根据病情给予醋酸泼尼松 30 ～ 60 mg/d。本例患者在给予沙利度胺 50 mg/ 次、2 次 / 天治疗的情况下，将醋酸泼尼松用量减至 20 mg/d，效果佳，提示我们当遇到该病患者

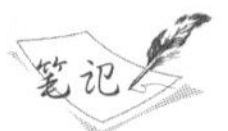

年龄较大或同时合并有高血压病、糖尿病等疾病时，可通过联合沙利度胺抗感染药物来减少糖皮质激素用量，从而减轻激素所致的不良反应，避免或减轻血压、血糖的波动。

参考文献

1. YEOM S D，KO H S，MOON J H，et al. Histiocytoid sweet syndrome in a child without underlying systemic disease. Ann Dermatol，2017，29（5）：626-629.
2. 赵辨 . 中国临床皮肤病学 . 南京：江苏科学技术出版社，2010：875-876.
3. SOTO R，LEVY Y，KRAUSE J R. Sweet syndrome and its association with hematopoietic neoplasms. Proc（Bayl Univ Med Cent），2015，28（1）：62-64.
4. VILLARREAL-VILLARREAL CD，OCAMPO-CANDIANI J，VILLARREAL-MARTÍNEZ A. Sweet syndrome：a review and update. Actas Dermosifiliogr，2016，107（5）：369-378.

034　结节性红斑 1 例

病历摘要

患者，女性，51 岁，主因“四肢多发浸润性红斑、结节，伴疼痛 10 天”于 2017 年 7 月 21 日入院。

[现病史]　患者于入院 10 天前双小腿出现散在的大小不等的红斑、皮下结节，豆粒至枣大小，部分呈浸润性斑块，皮损无破溃，表面鲜红，皮温高，皮损周围有红晕，压痛明显，自觉皮损疼痛及烧灼感。4 天前就诊当地医院，白细胞 12.72×10^9/L，中性粒细胞百分比 82%，C- 反应蛋白 112 mg/L，抗链球菌溶血素 O 633 IU/mL，红细胞沉降率 100 mm/h，予青霉素静脉注射 3 天，皮损无好转，并逐渐增多，波及双大腿、双上肢，右下肢出现肿胀，双膝关节、右踝关节亦肿胀、疼痛，不伴体温明显升高，无明显瘙痒。既往无特殊疾病史。

[体格检查]　体温 37.0 ℃，脉搏 110 次 / 分，呼吸 19 次 / 分，血压 118/84 mmHg，体重 74 kg。神志清楚，痛苦面容，查体合作，心、肺、腹等检查未见异常。

[皮肤科检查]　四肢多发红色、大小不等的浸润性斑块，部分融合成片，表面无水疱、破溃，红斑下方可触及 1 ～ 2 cm 大小结节，浸润度较深，局部皮温高，压痛阳性，右下肢呈可凹性水肿，双膝关节、右踝关节肿胀（图 34-1）。

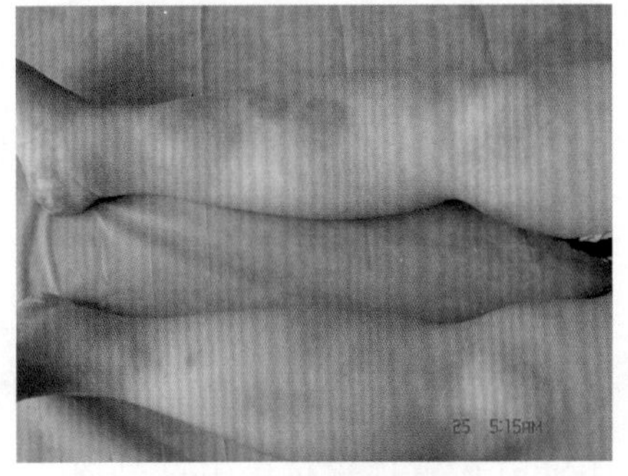

图 34-1　皮肤科检查

［辅助检查］ 入院后检查：红细胞沉降率 124 mm/h，抗链球菌溶血素 O 2320 IU/mL，C- 反应蛋白 127 mg/L，类风湿因子（–），HLA-B27（–），PPD（–），TPPA（–），RPR（–）。胸部 X 线检查：未见明显异常。左膝关节正侧位 X 线检查：退行性变。双下肢血流：未见明显异常。皮肤病理检查：皮下脂肪间隔增宽，间隔及小叶周边少量淋巴细胞、浆细胞浸润，符合结节性红斑（图 34-2）。

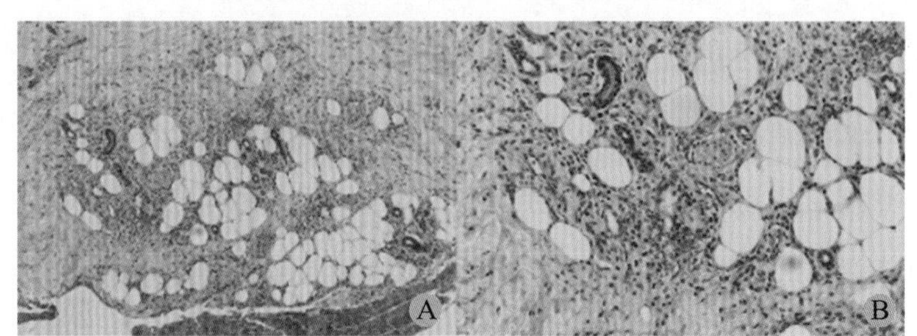

A：HE，×100　　B：HE，×200

图 34-2　皮肤组织病理

［诊断］ 结节性红斑。

［治疗］ 口服甲泼尼龙片（40 mg/ 次、1 次 / 天），沙利度胺片（50 mg/ 次、2 次 / 天），洛索洛芬钠片（60 mg/ 次、2 次 / 天）；静脉注射青霉素 800 万 U，每 8 小时 1 次。经治疗 2 周后，结节基本消退，下肢水肿消失。

病例分析

结节性红斑是发生在皮下组织的间隔性脂膜炎，其特征为青年女性小腿伸侧红色疼痛性结节或斑块，春秋季好发，有自限性。发病年龄 20 ～ 30 岁（15 ～ 40 岁），年发病率（1 ～ 5）/10 万。结节性红斑的临床分型：①急性单纯型；②慢性复发型，部分患者结节持久不退，炎症及疼痛较轻，持续 1 ～ 2 年亦不破溃，称为慢性结节性红斑或迁延性结节性红斑，病程可达数月到数年；③儿童型，

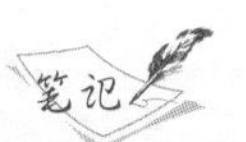

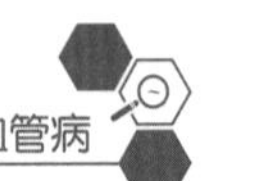

在希腊比较常见，病程短，一般不超过 20 天。

对于慢性复发型结节性红斑，应进一步找出其伴发疾病，常见的系统性疾病有白塞病、结节病、溃疡性结肠炎、局限性肠炎，在这些疾病中皮下结节仅是其系统性损害之一，其性质不同于结节性红斑，故诊断应以系统性疾病为主，按其形态可称其为各病的结节性红斑样损害。例如白塞病是一种以血管炎为病理基础反复发作的，累及眼、口、生殖器和皮肤的慢性炎症性疾病，病情严重时可累及中、大血管，出现多系统和多脏器的损伤。因此皮损只是众多损伤之一，大多数患者预后良好。再如结节病，是一种原因不明的非干酪样坏死的上皮样细胞肉芽肿性疾病，可累及任何系统，最常见于肺部，皮肤亦为好发部位。此外白血病、恶性肿瘤等也可发生结节红斑样损害。

结节性红斑需要与复发性发热性结节性脂膜炎、结节性多动脉炎、结节性血管炎、硬红斑、麻风性结节红斑等疾病鉴别。硬红斑常起病缓慢，结节主要发生于小腿屈面，一般为 3 ～ 5 个，呈暗红色，核桃大小，质较硬，液化脂肪可从皮损处渗出形成溃疡，慢性病程，结核菌素试验强阳性，而结节性红斑表面一般不会破溃，且发生在下肢伸侧多见。硬红斑组织病理为脂肪小叶坏死，炎症浸润灶内可见到干酪样坏死，形成结核结构。结节性血管炎是以淋巴细胞浸润为主的皮肤小血管炎，有人认为结节性血管炎仅是硬红斑的早期或轻型。亦有学者认为当 PPD 试验结果阴性时，诊断为结节性血管炎；而当 PPD 试验结果阳性时，诊断为硬红斑。

入院后需要完善相关辅助检查：①胸部 X 线检查、结核菌素皮试、抗链球菌溶血素 O 及梅毒血清学检查，以排除结节病、结核、链球菌感染和梅毒。②伴有关节症状的行类风湿因子及 HLA-B27 检测，以排除类风湿关节炎和脊柱关节病相关性关节炎。③皮损活检组织病理学检查。结节性红斑的实验室检查：急性单纯型者血常规常有白细胞轻度升高，分类偶尔有相对淋巴细胞增多，有时抗链球菌溶血素 O 可增高，红细胞沉降率中等度增快；慢性复发型者往往有其

他疾病伴发，可有相应疾病的实验室检查。

本例患者皮疹面积广泛，伴有低热、关节肿痛，红细胞沉降率、抗链球菌溶血素O、C-反应蛋白等炎性指标明显增高，PPD试验阴性，故予激素甲泼尼龙片、沙利度胺片抗感染治疗，非甾体类抗感染药抗感染镇痛对症治疗，抗链球菌溶血素O高提示链球菌感染，予青霉素抗感染治疗，同时嘱患者尽量卧床休息，抬高患肢，2周后皮疹基本消退。该病预后良好，初发者2～4周可停药，反复发作者（病程＞2周）疗程2～4周，慢性迁延者疗程3个月。

病例点评

①患者为女性，急性起病，四肢发生以伸侧为主对称分布的痛性结节、红斑，不破溃，高度怀疑为结节性红斑，结合脂膜炎的病理表现，结节性红斑诊断明确。既往无关节炎病史及相关临床症状，考虑关节炎为伴随症状而非原发病，结节性红斑的关节病变约70%。②该病除皮肤组织病理检查外，还需要完善多种系统检查，因为结节性红斑有可能是多种疾病的临床表现或伴发症状，从而避免误诊或漏诊。

参考文献

1. 张学军，涂平 . 皮肤性病学 . 北京：人民卫生出版社，2015：300-304.
2. 迪尔克·M. 埃尔斯顿，塔米·弗雷格 . 皮肤病理学 . 张建中，主译 . 天津：天津科技翻译出版有限公司，2017：253.
3. LEUNG A K C，LEONG K F，LAM J M. Erythema nodosum. World J Pediatr，2018，14（6）：548-554.
4. 张琛，高炳爱 . 结节性红斑的病因及发病机制 . 中国麻风皮肤病杂志，2015（7）：408-410.
5. 海·孟根其其格，张丽娟，杨克健，等 . 结核相关性皮肤结节性红斑患者的临床与病理分析 . 新疆医科大学学报，2013，36（5）：635-637.

笔记

035　坏疽性脓皮病 1 例

病历摘要

患者，男性，70 岁，主因“反复右小腿溃疡 40 余年，加重伴疼痛、发热 6 月余”就诊。

[现病史]　患者 40 余年前无明显诱因出现右小腿肿胀，自行使用白酒外洗后，局部皮肤出现大片状糜烂、溃疡、渗出明显，伴疼痛，遂就诊于当地县人民医院，未诊断，给予青霉素、林霉素静脉注射 2 月余，右小腿肿胀消退，但皮疹未见明显改变，后于院外患者自行外用鱼肝油，隔日 1 次，同时就诊于私人诊所，建议蛋黄榨油后外用，溃疡、糜烂全部愈合，预后留有瘢痕及色素沉着。2017 年 9 月无明显诱因右小腿再次出现一鹌鹑蛋大小的溃疡，伴疼痛，自觉发热，未测体温，在当地医院给予京万红等软膏外用 2 个月，效差，溃疡逐渐增大，间断伴发热，体温不详。自行外用云南白药膏、口服克感敏等治疗，体温恢复正常，但溃疡逐渐增多、增大，出现 4 处溃疡，其上可见脓性分泌物、黑色痂体，伴疼痛，就诊于我院骨科，未明确诊断，给予康惠尔清创胶、银离子藻酸盐抗菌敷料局部换药处理后，请我科会诊，考虑“坏疽性脓皮病”，建议住院治疗同时请骨科换药处理，遂收入我科。

[既往史、家族史]　无特殊。

[体格检查]　体温 36.5 ℃，脉搏 82 次 / 分，呼吸 19 次 / 分，血压 125/76 mmHg，体重 68 kg。神清语利，心、肺、腹查体未见明显异常。

[皮肤科检查]　右小腿内侧可见 4 处大小不等的溃疡，边缘呈潜

行性，基底可见粉色肉芽改变，未见明显痂皮，触痛明显（图 35-1）。

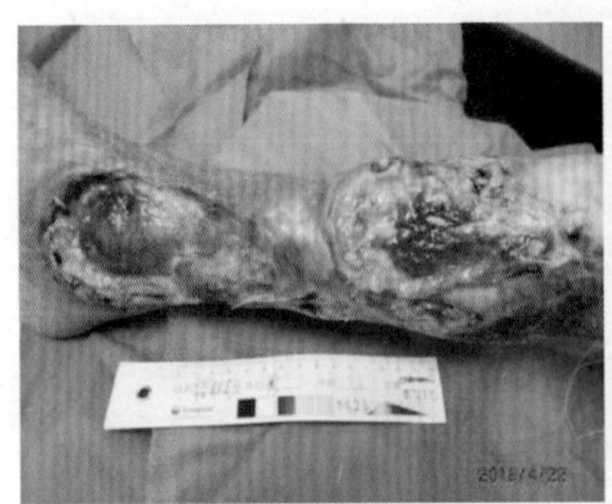

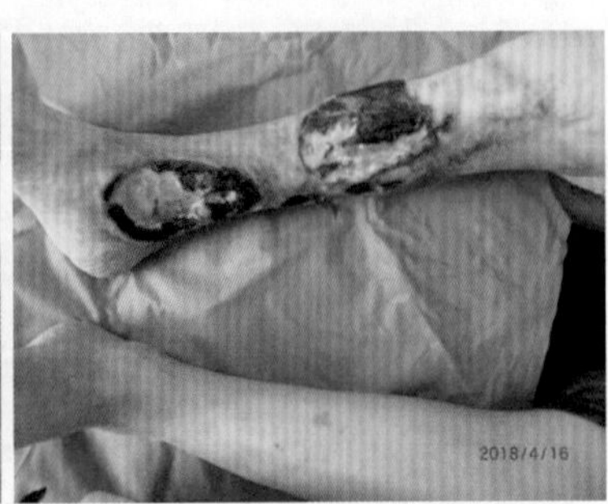

图 35-1　皮肤科检查

［辅助检查］　白细胞数 5.90×10^9/L，红细胞数 4.01×10^{12}/L，血红蛋白浓度 124.00 g/L，总蛋白 63.50 g/L，白蛋白 35.10 g/L，红细胞沉降率 43 mm/h，C- 反应蛋白 77.4 mg/L，人巨细胞病毒 DNA（–），EB 病毒 DNA（–）。外周血分类未见异形血细胞。溃疡分泌物细菌培养：大肠埃希菌（+++）、金黄色葡萄球菌（++）。前列腺彩超：膀胱充盈欠佳，前列腺体积增大，双肾、双侧输尿管未见明显异常。结肠镜未见明显异常。余未见明显异常。心电图：窦性心律，偶发房性期前收缩，T 波异常，心电图不正常。腹部彩超：肝、胆、胰、脾、双肾未见明显异常。胃镜：慢性浅表性胃炎伴糜烂，胃镜下病理检查：送检黏膜慢性炎伴浅表糜烂。组织病理活检：（右下肢）送检皮肤组织表层过度角化、角化不全，棘细胞层增厚，上皮角延长，真皮浅层灶状淋巴细胞浸润（图 35-2）；另送检部分角质物，其间可见少量炎性渗出坏死。

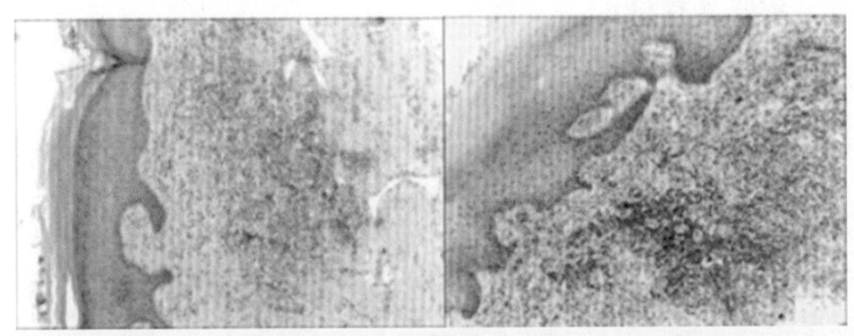

图 35-2　组织病理（HE，×200）

［诊断］ 坏疽性脓皮病。

［治疗］ 嘱其抬高患肢，减少活动；给予左氧氟沙星、阿米卡星、奥硝唑、银杏叶提取物注射液等抗感染、改善循环治疗，溃疡外科定期换药，局部氦氖激光照射治疗 20 日出院，溃疡面部分融合，部分有新生皮肤生成，臭味减轻，院外继续抗菌药物静脉注射，局部换药处理。加用泼尼松 30 mg/d，口服 1 个月后皮损明显好转，逐渐减量。复查生化、血常规、尿常规，局部分泌物培养显示金黄色葡萄球菌、大肠埃希菌持续阳性。目前创面均已愈合，瘢痕形成。随访中。

病例分析

坏疽性脓皮病于 1930 年由 Brunsting 首先描述，是一种皮肤复发性破坏性溃疡，伴有明显的局部疼痛。

病因尚未明确，因该病常合并溃疡性结肠炎、局限性肠炎（Crohn 病）、类风湿性关节炎、骨髓瘤、白血病、慢性活动性肝炎及疱疹性皮炎等，这些疾病大多为自身免疫性疾病，故认为该病可能也是一种免疫性疾病。约半数患者血清免疫球蛋白不正常，γ 球蛋白增高占多数，也有减少者。细胞免疫功能亦可有改变。皮肤外伤常为该病的重要诱因之一，有人认为可能是一种 Schwartzman 反应。

该病好发于 30 ～ 60 岁中年人，女性较多见。初起为红色炎性丘疹、水疱、脓疱及结节，损害很快增大，周边隆起而中央凹陷，1 ～ 2 天内发生坏死，形成溃疡。溃疡边缘下方组织潜行性破坏。溃疡底部为湿润、溢脓的肉芽。上覆坏死组织，以后溃疡周围出现卫星状排列的紫红色丘疹，破溃后与中心溃疡融合，溃疡扩大。溃疡中心可不断愈合，形成菲薄的萎缩瘢痕，同时又不断向四周远心性扩大形成大的向周围伸展的损害。皮损好发于下肢、臀部、躯干，

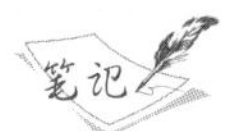

少数可发生于上肢，自觉疼痛。

组织病理早期为坏死性血管炎或化脓性毛囊炎改变，表皮内有水疱及脓疱，真皮乳头明显水肿，有血管外红细胞。以后皮肤坏死、溃疡，溃疡下方真皮内弥漫以嗜中性粒细胞为主的浸润，片状组织坏死。后期可见淋巴细胞、组织细胞、多核巨细胞浸润。

实验室检查可进行血浆免疫球蛋白的电泳和类风湿因子等以确定有否内脏疾病。

治疗首先要求卧床休息，加强营养，增强体质，预防继发感染，并应积极治疗原发性疾病。

全身治疗可给予：①磺胺吡啶，4.0 g/ 天（0.5 g/ 次，1 次 /3 小时），10 天为一疗程。休息 10 天可再服，有助于控制皮损的继发细菌感染。治疗初期至少每周应查 1 次血红蛋白，警惕溶血性贫血。②氯法齐明，300 ～ 400 mg/ 天。此药对巨噬细胞的功能有促进作用，并能增强粒细胞的吞噬能力。对于急性期患者疗效尤好，需注意本药的不良反应。③氨苯砜，100 ～ 150 mg/ 天，适用于慢性期患者。用药前需查葡萄糖 -6- 磷酸脱氢酶。④糖皮质激素，泼尼松 40 ～ 80 mg/ 天，适用于病情重的急性患者，注意激素的不良反应和禁忌证。如常规量激素或其他药物无法抑制时，可试用冲击疗法，甲泼尼松龙琥珀酸钠，1.0 g，静脉滴注，在 1 ～ 3 小时滴完，1 次 / 天，连续使用 3 天以上。⑤免疫抑制剂，仅用于坏疽性脓皮病伴有内在疾病（如白血病、系统性红斑狼疮等）而需用免疫抑制系统化疗的病例，或无内脏疾病，但皮损顽固、严重，用其他疗法无效者。A. 硫唑嘌呤：100 ～ 150 mg/ 天。B. 环磷酰胺：100 ～ 150 mg/ 天。C. 环孢素 A：口服，5 ～ 6 mg/（kg · d），本药不良反应大，应慎用。

局部治疗：①通常用生理盐水、次醋酸铅，2.5% 醋酸液或 0.02% 高锰酸钾液湿敷清创，2 ～ 3 次 / 天，1 小时 / 次，然后外用抗菌药物制剂（龙胆紫也有抗感染作用），磺胺吡啶银霜，10% ～ 20% 过氧化苯甲酰洗剂。②溃疡较大者，待病情控制、创面新鲜后可

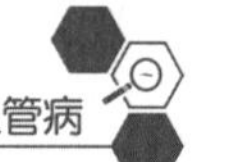

考虑植皮，缩短愈合时间。③溃疡边缘用糖皮质激素如曲安西龙10～40 mg 局部封闭。④高压氧，高压氧具有抗菌、干扰机体免疫系统的作用。

病例点评

①坏疽性脓皮病病因复杂，发病初期常有皮肤外伤，目前认为该病属于自身免疫性疾病。该患者为老年患者，慢性病程，初起为浅溃疡，治疗不当，溃疡逐渐发展至右胫前，表现为多个深浅不等的溃疡，边缘呈潜行性，基底为湿润的肉芽组织，有脓性血性分泌物，溃疡边缘、基底有脓性分泌物，边缘有腐烂的组织。触痛阳性。皮损有明显的恶臭，分泌物培养为大肠埃希菌和金黄色葡萄球菌持续阳性。给予局部换药及使用敏感抗菌药物等治疗，溃疡逐渐缩小变浅。②该病的治疗外科换药很关键，该患者平均 7 天至 10 天换药 1 次，坚持约 10 个月，抗菌药物治疗效果不佳，口服糖皮质激素治疗（30 mg/d）有效，皮损恶臭消失，溃疡基本恢复，但恢复后右胫前又有小面积浅溃疡反复。需要注意复查生化及血、尿常规。③需要注意的是该病的诊断，该病常和溃疡性结肠炎、局限性肠炎（Crohn 病）、类风湿性关节炎、骨髓瘤、白血病、慢性活动性肝炎及疱疹性皮炎等伴发，诊断需要逐个排除。

参考文献

1. 易恒安，李敏，邱宇芬 . 手术后切口部位坏疽性脓皮病 . 皮肤性病诊断学杂志，2016，23（3）：175-177.
2. 赵辨 . 中国临床皮肤病学 . 南京：江苏科学技术出版社，2010：892-894.
3. 迪尔克·M. 埃尔斯顿，塔米·弗雷格 . 皮肤病理学 . 张建中，主译 . 天津：天津科技翻译出版有限公司，2017：198.
4. 朱学骏，涂平，陈喜雪，等 . 皮肤病的组织病理学诊断 . 北京：北京大学医学出版社，2016：310-313.

第九章 职业性皮肤病

036 氯痤疮 3 例

病历摘要

患者 3 名，均为男性，平均年龄 32 岁，均因“全身黑头粉刺、脓丘疹 3 个月”就诊。

[现病史] 2018 年 6 月 5 日至 7 日 3 名青年男性建筑工人在生产三氯吡啶醇钠的化工厂车间安装屋顶，未采取正规防护措施，3 天后三人相继出现全身乏力，其中 2 人出现双下肢疼痛，1 人较严重不能行走，无头晕、头痛，无四肢麻木感，其中 1 人于头面部、颈部、躯干、四肢、会阴等部位出现皮疹，伴触痛，立即就诊于当地诊所，并接受中草药治疗，无明显疗效。随后其中 1 例患者出现眼分泌物

增多，伴刺痒、睁眼困难、恶心，无腹痛、呕吐；6 月 11 日转诊另外一家医院诊断“丙烯腈中毒”，给予糖皮质激素、保护肝功能、营养心肌和神经治疗，双足疼痛减轻，但皮疹无变化；6 月 14 日就诊于当地皮肤病医院考虑“三氯吡啶醇钠中毒，化学性肝损伤，周围神经损伤？”。同时，该患者的另外两名同伴先后于头、面、颈部出现皮疹。化验肝功能，3 例中 2 例转氨酶明显升高，最高的转氨酶高达 23 000 U/L，1 例正常。心电图、胸部 X 线、腹部彩超等检查均未见异常。在当地医院给予维胺酯口服、甲钴胺及复方甘草酸苷注射液治疗。2018 年 9 月 6 号因皮疹改善不明显，且不断有新出皮疹就诊于我科。

[体格检查] 3 例患者神志清楚，营养中等，神清语利，全身淋巴结未见肿大，瞳孔对光反射正常，心肺听诊未见明显异常，腹软，无压痛及反跳痛，肢体运动及感觉良好，生理反射存在，病理反射未引出。

[皮肤科检查] 3 例患者头面、耳后、颈部、躯干均密集分布肤色至褐色粟粒至绿豆大小丘疹、结节，部分顶端有脓头、黑色角栓，且部分皮疹融合成片，四肢均散在分布类似皮疹，其中 1 例阴囊也有类似皮疹（图 36-1、图 36-2）。

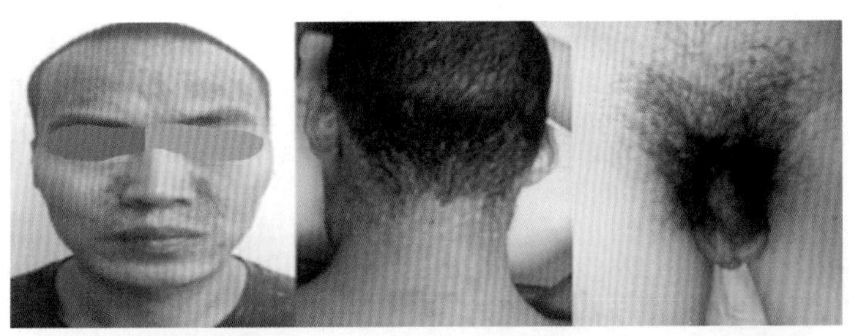

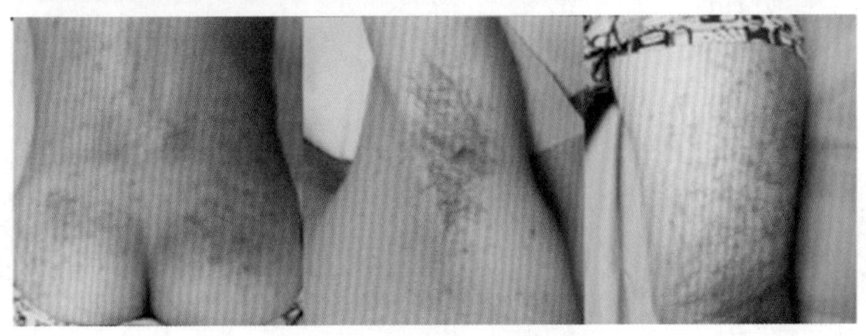

图 36-1 患者 1 皮肤科检查

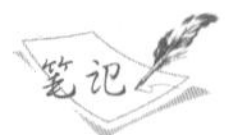

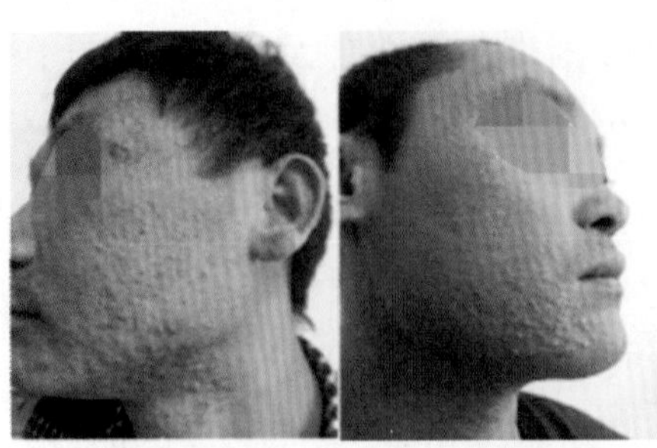
图 36-2　患者 2、患者 3 皮肤科检查

[辅助检查] 3 例患者于我院行皮肤镜检查，结果示淡红色背景，可见较多小的黑头粉刺，稍大的黑褐色质硬栓子，有黄白色炎性丘疹及脓疱，有炎性红斑和灶性分枝状的非典型血管（图 36-3）。选择其中病情较重的 1 人行耳部及背部组织病理活检，结果示（背部）角化过度，毛囊角栓，表皮灶性增生，真皮内血管扩张充血，毛囊及其周围大量中性粒细胞浸润，符合毛囊炎及毛囊周围炎；（耳部）表皮大致正常，真皮内有以毛囊周围淋巴细胞为主的炎症细胞浸润，符合毛囊周围炎（图 36-4）。

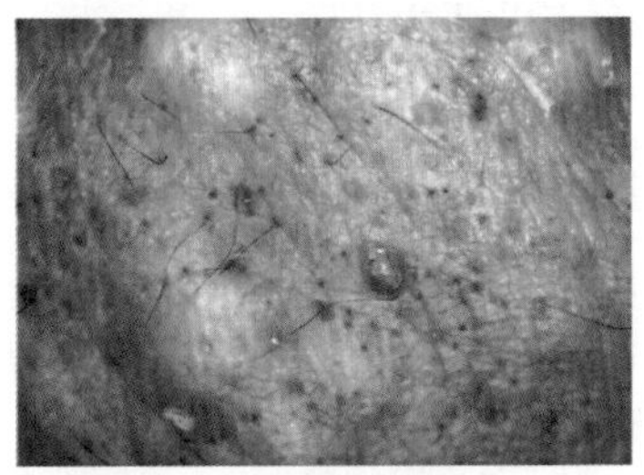
图 36-3　皮肤镜表现（×30）

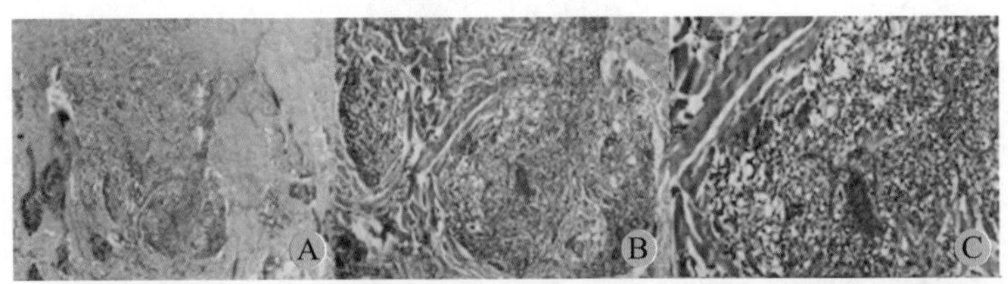
A：背部（HE，×40）　B：背部（HE，×100）　C：背部（HE，×200）

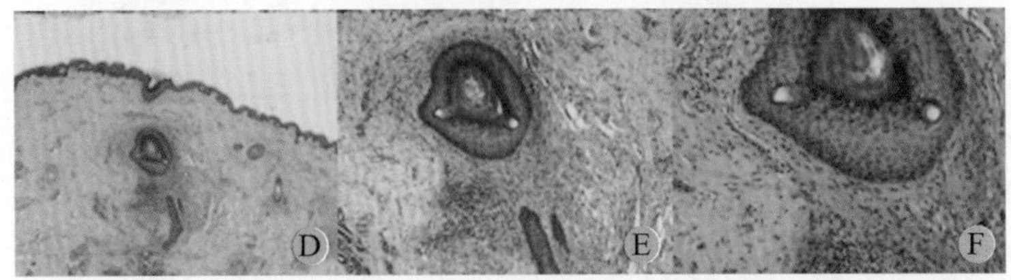
D：耳部（HE，×40）　E：耳部（HE，×100）　F：耳部（HE，×200）

图 36-4　皮肤组织病理

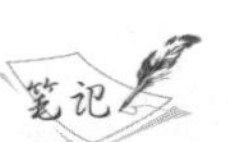

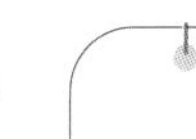

［诊断］ 根据患者的接触史、临床表现、病理活检及职业鉴定结果，氯痤疮诊断明确。

［治疗］ 建议继续口服维胺酯、外用阿达帕林凝胶（每晚 1 次）治疗，并定期检查转氨酶及血脂。2019 年 5 月随访患者，2 例患者无新出皮疹，原有皮疹部分留有色沉和浅瘢痕，化验检查未见异常。当时病情严重的患者颈部仍有皮疹间断发生。

病例分析

氯痤疮，又称职业性痤疮，面部出现粉刺样病变和黄色囊肿，并可累及寻常痤疮不易累及的身体其他部位，皮肤可呈灰白色，有时肥厚，出现毛囊炎，有时可伴发系统性表现。氯痤疮是由多卤化芳香碳氢化合物所引起，1899 年由 herxheimer 命名，他在描述一位 22 岁工人在接触含氯化合物后出现黑头粉刺、脓疱和脓肿等皮损时使用该名称。三氯吡啶醇钠是高效低毒有机磷农药毒死蜱（chlorpyrifos）合成的中间体，是由三氯乙酰氯与丙烯腈为原料合成 3，5，6- 三氯吡啶 -2- 醇钠，再与乙基氯化物进行缩合反应得到的。绝大部分致氯痤疮原结构上都有共同特征，即卤素必须处在分子结构的外围。三氯吡啶醇钠分子结构中氯处在分子结构的外围，与致氯痤疮原的结构相符。该病例中 3 人在生产三氯吡啶醇钠的车间工作仅 3 天后即开始出现皮疹及神经系统症状，患病时间如此之短可能同其没有任何防护且个人身体素质状况有关。我们结合其致氯痤疮原接触史、临床表现、皮肤镜检查、皮损病理活检及我院职业鉴定结果，认为三氯吡啶醇钠参与此 3 例患者的致病过程，氯痤疮诊断明确。

三氯吡啶醇钠中毒还会导致神经系统病变、肝脏损伤、胃肠道反应、结膜炎、性欲消失等。与寻常痤疮不同的是氯痤疮有致氯痤

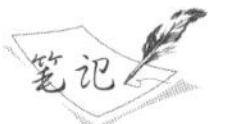

痤原接触史，无年龄区间，病变区域的所有毛囊均可受累，具有独特的皮肤分布，典型的受累部位是颧部（眼旁和眼下）、耳后和生殖器部位（尤其是阴囊），严重的病例皮损还可出现在肩部、躯干、臀部及腹部，而鼻和口周区域通常不受影响，往往伴有色素沉着，严重者可有皮肤增厚，出现炎症性脓疱和较大的囊肿。而寻常痤疮有其固定的好发部位（面、颈、胸、背、肩）及好发年龄（15～25岁），与雄激素密切相关。皮肤镜下两者也有不同的表现，普通痤疮的皮肤镜下表现为炎性丘疹，可见中央为境界清楚的白色中心、周围为棕色细边缘及红斑的圆形结构；粉刺型痤疮主要表现为中央棕黄色质硬栓子，散在炎性红斑；而氯痤疮以较多小的黑头粉刺为主，可见稍大的黑褐色质硬栓子，有黄白色炎性丘疹及脓疱，有炎性红斑和灶性分枝状的非典型血管。

目前仍无特效治疗氯痤疮的方法。控制氯痤疮唯一的方法是防止接触致氯痤疮原。对于治疗寻常痤疮有效的方法对氯痤疮常无效，外用0.005%～0.3%的维A酸或全反式维A酸凝胶或霜对控制黑头粉刺有一定疗效，有报道用13-顺式维A酸治疗1例获改善，另2例无效。尽管有研究发现联合服用四环素及短程泼尼松对炎症性皮损有益，但口服四环素及其他抗菌药物一般无效。另外可行保肝、护胃、营养神经、镇静等对症支持治疗，对于其他方法治疗失败的黑头粉刺应用外科方法治疗可获得疗效。心理治疗及合理的下肢功能锻炼、皮肤清洁等护理方式是三氯吡啶醇钠中毒患者改善周围神经症状及皮肤症状的有效护理方法。

病例点评

①本病例中3例患者在生产三氯吡啶醇钠的车间工作3天后即

开始出现皮疹，2 例出现肝功能异常，结合其致氯痤疮原接触史、临床表现、皮肤镜检查、皮损病理活检及职业鉴定结果，证实三氯吡啶醇钠参与此 3 例患者的致病过程，氯痤疮诊断明确。②部分病例在接触致氯痤疮原后 20 ～ 30 年和所有可能的污染消除后数年，还可出现氯痤疮。数量增加的囊肿是氯痤疮恶化的信号。此 3 例患者在近半年的对症治疗过程中，最严重者在用药期间出现皮疹的反复消退及出现，另 2 例尚未见明显的治疗效果。三氯吡啶醇钠吸收中毒后还会导致肝脏损伤、胃肠道反应、结膜炎、性欲消失及神经系统病变等，需注意体格检查及行相关化验，避免延误诊治。③临床医师在门诊工作中碰到痤疮患者尤其是生殖器、臀部、腹部等部位受累者，一定要注意详细询问病史，有无致氯痤疮原接触史，防止误诊。

参考文献

1. 张庄，陈卫红 . 二噁英类化合物的健康危害 . 环境与职业医学，2019（11）：1007-1009.
2. SCHLESSINGER D I，SCHLESSINGER J. Chloracne. Treasure Island（FL）：Stat Pearls Publishing，2019.
3. BOCK K W. 2，3，7，8-Tetrachlorodibenzo-p-dioxin（TCDD）-mediated deregulation of myeloid and sebaceous gland stem/progenitor cell homeostasis. Arch Toxicol，2017，91（6）：2295-2301.
4. SORG O. AhR signalling and dioxin toxicity. Toxicology Letters，2014，230（2）：225-233.
5. PATTERSON A T，KAFFENBERGER B H，KELLER R A，et al. Skin diseases associated with Agent Orange and other organochlorine exposures. J Am Acad Dermatol，2016，74（1）：143-170.

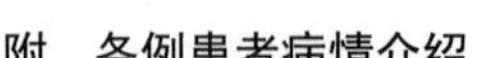

附　各例患者病情介绍

患者		患者 1	患者 2	患者 3
性别		男性	男性	男性
年龄		33	26	29
皮肤损害表现		头、面、颈密集分布肤色至褐色米粒至绿豆大小丘疹、结节，部分顶端有脓头、黑色角栓，余部位散在分布	面、颈、胸部密集分布肤色至褐色米粒至绿豆大小丘疹、结节，部分顶端有脓头、黑色角栓，余部位散在分布	头、面、颈、躯干、会阴、四肢肤色至褐色米粒至绿豆大小丘疹、结节，部分顶端上有脓头、黑色角栓，部分融合
出现皮损时间		1 周	2 周	3 天
神经系统损害		无	双小腿疼痛	双小腿疼痛
眼部症状		无	无	眼分泌物增多，刺痒，睁眼困难
消化道症状		无	无	恶心，无腹痛、腹泻、呕吐
肝功能		ALT 45.30 U/L AST 38.80 U/L （正常）	ALT 23000.40 U/L AST 9735.23 U/L （转氨酶显著升高）	ALT 20105.30 U/L AST 8074.50 U/L （转氨酶显著升高）
血常规		正常	WBC 21.40 × 10^9/L；NE% 89.70%	WBC 23.20 × 10^9/L；NE% 93.80%
肝功能	（3个月后）	ALT 31.10 U/L；AST 20.80 U/L	ALT 135.20 U/L；AST 54.90 U/L	ALT 22.70 U/L；AST 28.50 U/L
血常规	（3个月后）	WBC 7.22 × 10^9/L	WBC 9.43 × 10^9/L	WBC 8.58 × 10^9/L；NE% 78.74%
治疗		维胺酯，甲钴胺，氯芬待因口服 外用阿达帕林凝胶	维胺酯，甲钴胺，氯芬待因口服 外用阿达帕林凝胶	维胺酯，甲钴胺，氯芬待因口服 外用阿达帕林凝胶
目前情况	1 年后	目前面部皮损基本消退	目前面部皮损基本消退	颈部仍然间断有新出皮疹

第十章 真皮及皮下脂肪疾病

037 皮肤松弛症伴发甲状腺激素受体不敏感1例

病历摘要

患儿，女性，7岁，因“发育迟缓，皮肤松弛，面容早老7年”于2010年3月24日就诊。

[现病史] 患儿出生后2个月发现皮肤松弛，嗓音沙哑。3岁时发现生长迟缓，身高明显低于同龄儿童，且面部出现早老，智力正常，活动正常。不伴怕冷、乏力、消瘦、嗜睡、毛发脱落等症状。家族中父亲有类似病史，但身高发育均正常（图37-1、图37-2）。其母及其弟均正常。

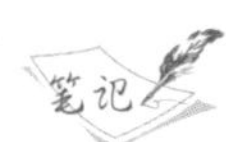

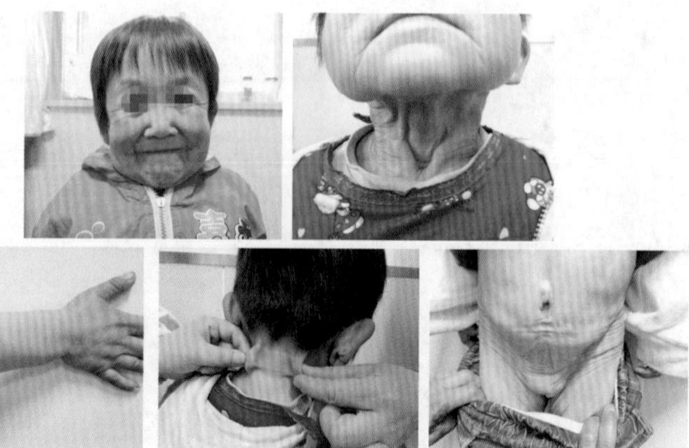

图 37-1　患儿早老面容，全身皮肤松弛

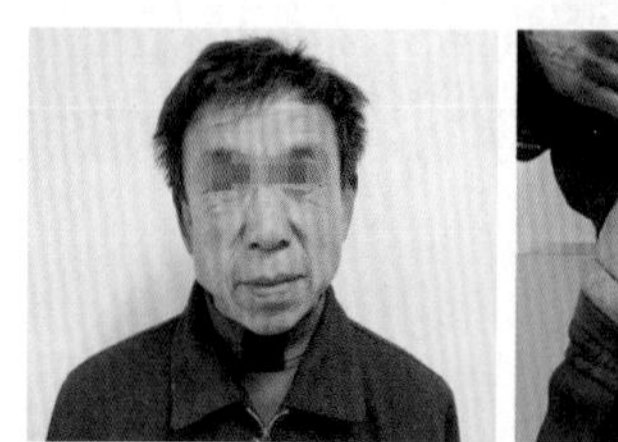
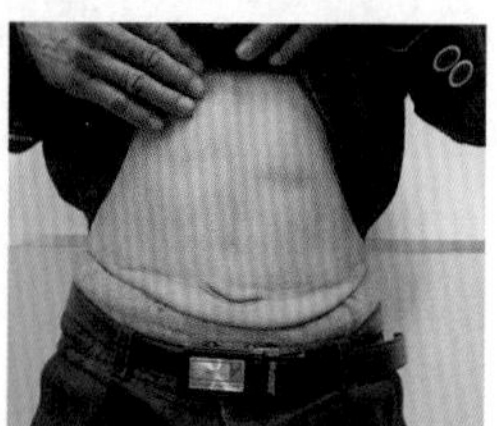

图 37-2　患儿父亲全身皮肤松弛

[皮肤科检查]　患儿呈早老面容，全身皮肤明显松弛，弹性过度。

[辅助检查]　心电图正常。胸部 X 线检查未见明显异常。双手腕关节正位 X 线检查示双腕骨龄晚滞。甲状腺系列指标 FT_3 7.7 mmol/L，FT_4 24.8 mmol/L，TSH 2.29 mmol/L。生长激素正常：0 分钟 1.37 ng/mL，30 分钟＞40 ng/mL，60 分钟 33.10 ng/mL，90 分钟 3.73 g/L。其余检查大致正常。

皮肤组织病理学检查：皮肤组织真皮胶原纤维玻璃样变肿胀，血管周围少量淋巴细胞浸润（图 37-3A）。弹力纤维染色可见患儿弹力纤维减少、断裂、排列杂乱（图 37-3B）。

[诊断]　皮肤松弛症伴甲状腺激素受体不敏感。

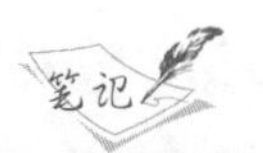

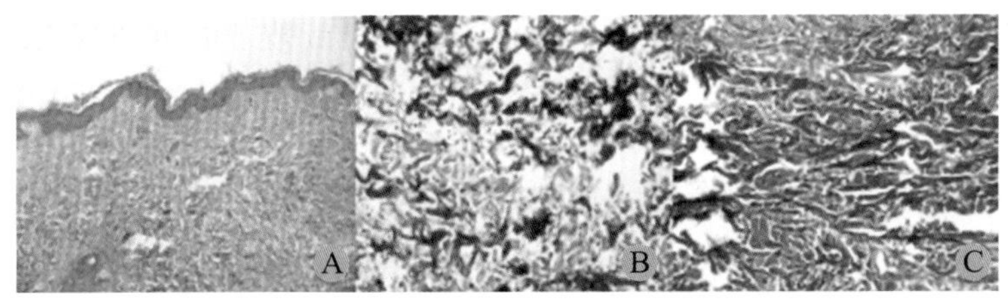

A：HE，×100　B：患儿弹力纤维染色　C：正常同龄儿童弹力纤维染色。

图 37-3　皮肤组织病理学

病例分析

皮肤松弛症是一种罕见的发生在弹性组织的系统性疾病，分为家族性和获得性两型，后者可以表现为局限性皮损。目前至少已经发现 5 种遗传性皮肤松弛症：Ⅰ型为标准型，有皮肤、肺部及血管憩室的损伤；Ⅱ型有皮肤松弛症特征，伴骨发育不良，先天性髋关节脱位及智力障碍；Ⅲ型（也被称为 De Barsy 综合征）有皮肤松弛症特征，以及早老、角膜薄翳、手足徐动症、智力障碍；Ⅳ型为常染色体显性遗传的皮肤松弛症，一般病情轻微；Ⅴ型为 X- 连锁隐性遗传的皮肤松弛症（枕骨角综合征），除了皮肤松弛症特征，还有关节伸展过度，伤口愈合受损，膀胱憩室及轻度智力障碍。临床特征在出生时或出生后不久即可出现。患儿皮肤粗糙、松弛，躯体悬垂部位出现多余的皮肤皱褶。皮肤完全缺乏弹性纤维的回弹力。系统损伤包括肺气肿及支气管扩张，胃肠道表现包括憩室及多发疝。声带受累可表现为嗓音变粗、变深。该病的组织病理学特征是弹性纤维数目减少、发生变性。在真皮乳头层、网状层或两层中缺乏弹性纤维组织，在网状层表现为纤维变短、变细，发生变性。该病需与弹性纤维性假黄瘤、多发性神经纤维瘤、肉芽肿性皮肤松弛症、

笔记

进行性特发性皮肤萎缩（又称为 Pasini-Pierini 皮肤萎缩）等疾病相鉴别。

根据患儿的典型临床表现及相关检查，皮肤松弛症诊断明确。其父亲有同样的皮肤松弛表现，考虑为常染色体显性遗传，因其未做基因检测，无法确定具体分型，但系统检查无其他异常发现，考虑可能属于Ⅳ型。结合患儿甲状腺素系列检查明显异常，内分泌科诊断为甲状腺激素受体不敏感，从而影响了患儿的生长。最终诊断为皮肤松弛症伴甲状腺激素受体不敏感，目前尚未见报道。

病例点评

①该病根据典型临床表现，结合组织病理学检查，可明确诊断。临床医师如发现皮肤松弛表现患者，应做系统检查及患病基因检测，进一步明确分型，有助于指导优生优育。②对于皮肤松弛症尚缺乏有效的药物治疗，对于局限性皮肤松弛症患者如影响美容，可以行整形手术治疗；对于此患者由于存在明显的甲状腺素分泌低下，我们给予其左甲状腺素钠替代治疗。

参考文献

1. MCKEE P H，CALONJE E，GRANTER S. Pathology of the skin with clinical correlations. 3rd ed. Elsevier：Mosby，2005：1038-1040.
2. 赵辨 . 中国临床皮肤病学 . 3 版 . 南京：江苏科学技术出版社，2001：825-827.

笔记

第十一章 非感染性肉芽肿

038　泛发型环状肉芽肿 2 例

病历摘要

病例 1

患者，男性，71 岁，因“躯干四肢环状红斑丘疹 10 余年，加重 3 个月”入院。

[现病史]　患者 10 年前于颈部出现米粒大小的丘疹，渐扩大呈环形，不伴明显的瘙痒和疼痛，患者未在意。后皮疹渐增多波及整个躯干部。近 3 个月来双上肢、手背也相继出现皮疹，偶有瘙痒，为进一步诊治就诊于我科。

[体格检查] 一般状况可，发育正常，营养中等，系统检查未见明显异常。

[皮肤科检查] 颈、背、前胸、双上肢、手背多数大小不等的环状或半环状红斑、斑片，边界清楚，边缘丘疹隆起皮面，无明显鳞屑，中央轻微色素沉着（图 38-1）。口腔黏膜无异常。

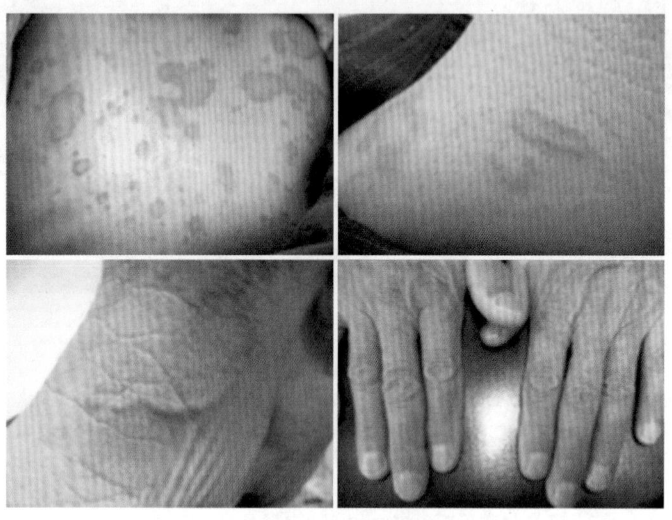

图 38-1 皮肤科检查

[辅助检查] 血常规、风湿系列、肿瘤系列、肝肾功能未见明显异常。空腹血糖 5.6 mmol/L，餐后 2 小时血糖 7.4 mmol /L。病理组织活检：表皮轻度角化过度，部分区域棘层萎缩变薄；真皮浅层可见典型的栅状肉芽肿形成，中央局灶性的胶原变性（图 38-2）。

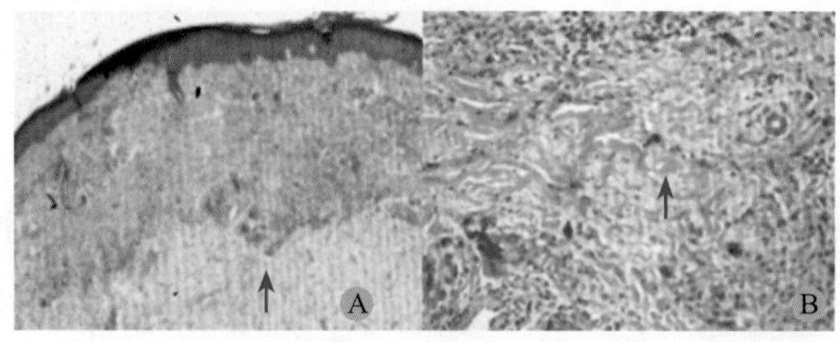

A：HE，×40　　B：HE，×200

图 38-2 皮肤组织病理，箭头示典型的栅状肉芽肿形成，中央局灶性胶原变性

［诊断］ 泛发型环状肉芽肿。

［治疗］ 行病理活检后 1 周复诊时见多数背部环形丘疹较前明显变扁平，后给予羟氯喹 0.1g、2 次 / 天，治疗 1 个月后皮疹完全消退。

病例 2

患者，男性，63 岁，因“皮肤散发红斑丘疹伴瘙痒 2 年”入院。

［现病史］ 2 年前于躯干四肢开始出现丘疹，渐增多，伴明显瘙痒，先后就诊于多家医院，诊断为皮炎或湿疹，对症治疗效不佳，为进一步诊治就诊于我科。

［体格检查］ 一般状况可，发育正常，营养中等，系统检查未见明显异常。

［皮肤科检查］ 颈、背、前胸、双上肢、手背多数丘疹、斑丘疹，颈部可见数个花生米至鸽子蛋大小不等的环状或半环状斑片，边界清楚，边缘丘疹隆起皮面，无明显鳞屑，散在抓痕（图 38-3）。口腔黏膜无异常。

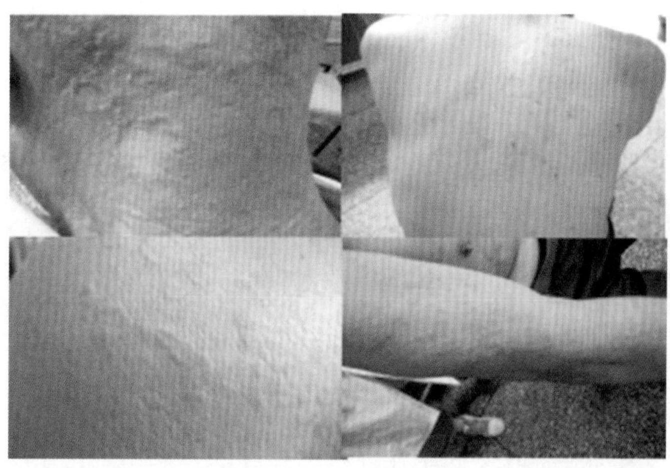

图 38-3　皮肤科检查

［辅助检查］ 血常规、肝肾功能、血脂、血糖未见明显异常。

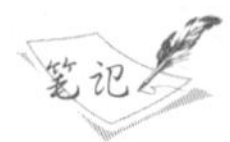

病理组织活检：角化过度，表皮轻度增生，表皮突变平；真皮浅中层不典型栅状肉芽肿形成；中央胶原纤维变性，周边淋巴细胞浸润（图 38-4）。

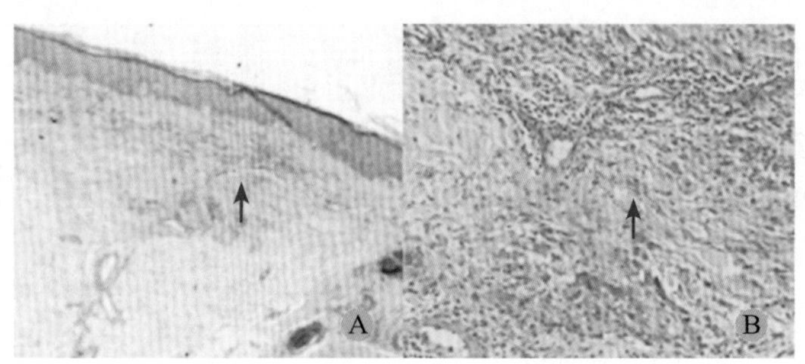

A：HE，×40　　B：HE，×200

图 38-4　皮肤组织病理，箭头示不典型的栅状肉芽肿形成，中央胶原纤维变性，周边淋巴细胞浸润

[诊断]　泛发型环状肉芽肿。

[治疗]　给予泼尼松 30 mg，1 次 / 天，治疗后好转。

病例分析

环状肉芽肿是一种良性的、具有自限性的皮肤病，典型的表现为发生于青年人肢端的弧形或环形斑块，多数皮损局限于手臂及手，也可发生于腿、足部、四肢及躯干，面部皮损罕见。其病变主要发生在真皮和皮下组织，病理示灶性胶原变性及栅栏状肉芽肿形成。环状肉芽肿在临床上主要分为以下几种：局限型（LGA）、泛发型（GGA）、穿通型、皮下型，其他较少见的临床类型有巨大型、丘疹型、线状型、斑点或斑片状皮疹等。泛发型环状肉芽肿又称为播散型环状肉芽肿，其发病率在环状肉芽肿的发病中约占 15%，是比较少见的一种类型。近两年来在我国也有个案报道。

环状肉芽肿的病因目前尚不清楚，传统认为与虫咬、外伤、日晒、

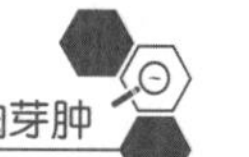

自身免疫和病毒感染相关。有研究认为可能同 EB 病毒感染有关，也有人认为泛发型环状肉芽肿可能是艾滋病的一种皮肤表现，还有报道认为泛发型环状肉芽肿可能与糖尿病相关。此 2 例患者经实验室检查均未发现合并有肿瘤、糖尿病和艾滋病。泛发型环状肉芽肿的治疗常需系统用药，可使用糖皮质激素、氨苯砜、羟基氯喹、碘化钾、环孢素及异维 A 酸等药，此 2 例患者分别使用了羟基氯喹和泼尼松，均取得了较好的疗效。

病例点评

①2 例患者均是老年男性，起病年龄较晚，病程较长，全身发疹，且少有自行消退迹象。皮损形态相对单一，典型的环状排列的丘疹为重要的诊断线索，结合组织病理检查可以明确诊断。②泛发型环状肉芽肿皮损泛发全身，在临床容易误诊。2 例患者先后多次就诊各级医院被误诊为环状红斑、体癣、湿疹等疾病，由此可见在临床工作中如遇到此类病例还应引起我们的重视，需做相关检查明确诊断。

参考文献

1. 朱学骏，王宝玺，孙建方，等．皮肤病学．2 版．北京：北京大学医学出版社，2011：1753-1754.
2. 尹婧，童中胜，陈柳青，等．播散型环状肉芽肿 1 例．中国皮肤性病学杂志，2015，29（5）：546.
3. 张霖，张延，黄洋，等．播散性丘疹型环状肉芽肿 1 例．中国皮肤性病学杂志，2018，32（10）：1222-1223.
4. FERRELI C，ATZORI L，MANUNZA F，et al. Thalidomide-induced granuloma annulare. G Ital Dermatol Venereol，2014，149（3）：329-333.
5. WANG J，KHACHEMOUNE A. Granuloma annulare：a focused review of therapeutic options. Am J Clin Dermatol，2018，19（3）：333-344.

第十二章 角化性皮肤病

039 汗孔角化症 1 例

病历摘要

患者，男性，60 岁，主因“上肢多发棕褐色斑片 3 年”就诊。

[现病史]　患者 3 年前双上肢出现小的质硬丘疹，后缓慢扩大，无自觉症状。父母及妹妹无类似皮疹。

[体格检查]　系统检查无特殊。

[皮肤科检查]　双上肢多发环形、不规则形边界清楚的斑片，边缘窄，呈线形堤状隆起，棕褐色，中央有轻度萎缩（图 39-1）。头皮、躯干、下肢、甲、腋下无皮疹。

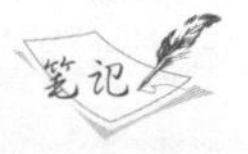

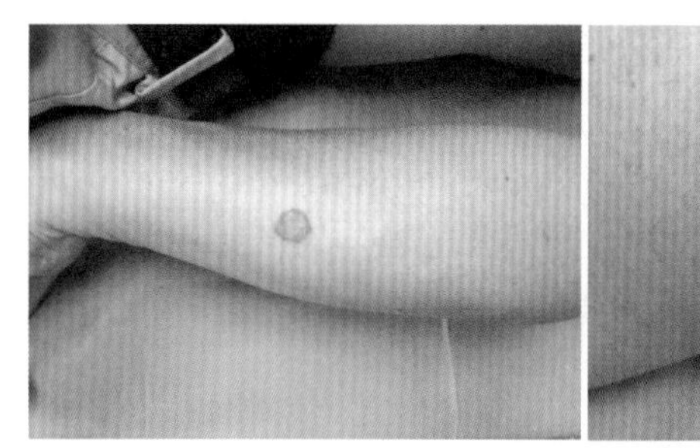
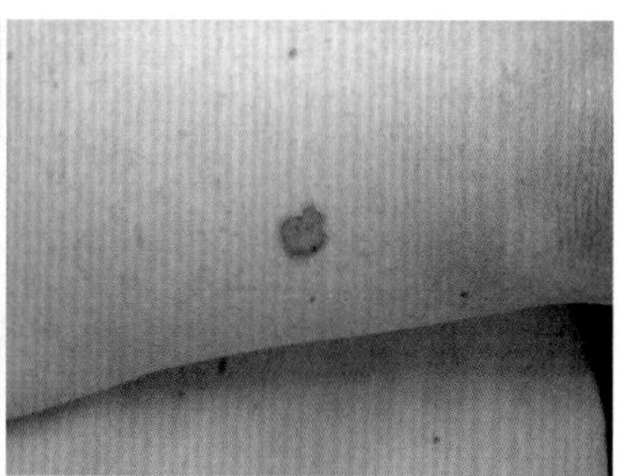

图 39-1　上肢皮损为棕褐色斑片、周边堤状隆起

［辅助检查］ 组织病理表现：角化过度，角化不全，毛囊角栓，角化不全柱下方可见角化不良细胞，表皮突延长，真皮浅层血管周围有大量以淋巴细胞为主的浸润（图 39-2）。

［诊断］ 汗孔角化症。

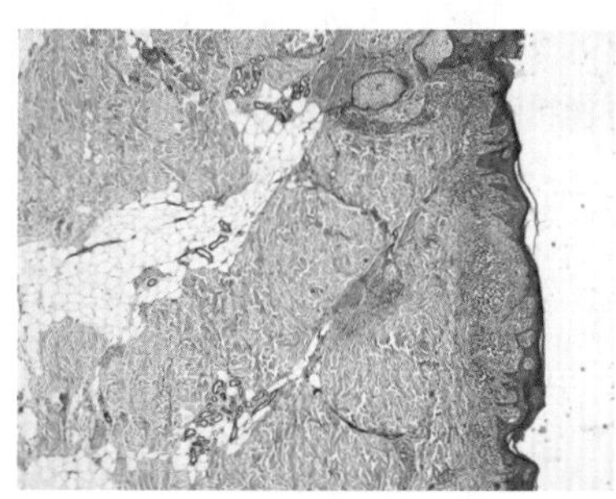

图 39-2　皮肤组织病理（HE，×100）

［治疗］ 给予维 A 酸软膏作用，并嘱其定期复诊。

病例分析

汗孔角化症多为常染色体显性遗传，也可见无遗传证据的散发病例。该病男性多见，初发于幼年期，也有起于成年期者，一般无主观症状。

皮损一开始为小的角化性丘疹，缓慢扩展形成环形、地图形、匍行性或不规则形的边界清楚的斑片，边缘呈堤状、有沟槽的角质

性隆起，灰色或棕色，中心部分皮肤干燥光滑或有轻度萎缩，缺乏毳毛，其间汗孔处有针尖大细小的角质栓。皮损形态不一，可从细小角化性丘疹直至巨大疣状隆起，也可因中央发疹而呈多环形。直径数毫米至数厘米，数目因人而异。好发于四肢、面部、颈部、肩部及外阴，也可累及头皮与口腔，不同部位临床表现各异。皮损往往持续存在，缓慢和不规则进展。

临床经典的为斑块型，还有一些异型，如浅表播散型、单侧线状型、播散性浅表性光线性汗孔角化症、显著角化过度型、炎性角化型、点状汗孔角化症、丘疹型、疣状斑块型和混合型。各种类型的汗孔角化症组织学特点基本相同，只在程度上存在差异，表现为鸡眼样板（角化不全的细胞柱充满在折返的表皮中）、鸡眼样板下方无颗粒层，棘层内细胞排列不甚规则，有细胞质嗜酸性核深染的角化不良细胞，真皮浅深层血管周围可见不同程度淋巴组织细胞浸润。主要与扁平苔藓、疣、光线性角化症、疣状表皮痣、Bowen 病、环状穿通性肉芽肿、环状晚期梅毒疹等疾病鉴别。

对局限性皮损可用二氧化碳激光、电灼、液氮冷冻或手术切除治疗。也可考虑外用 10% 水杨酸软膏或 0.05% ～ 0.1% 维 A 酸软膏、氟尿嘧啶封包。重者可考虑口服维生素 A 衍生物治疗。对疑与日晒有关者可适量口服氯喹治疗。但各种治疗方法疗效均有限，不能阻止复发。

经典斑块型与线状汗孔角化症大的、孤立的长期皮损，故应密切随访，对可疑病变的皮损尽早手术切除。

病例点评

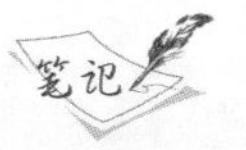

①患者为老年男性，上肢多发堤状、有沟槽的角质性隆起性褐

色斑片，缓慢扩大，无自觉症状，结合病史、体征及病理表现诊断明确；②该病为常染色体显性遗传，家庭内成员婚育前应进行遗传咨询。也可见无遗传证据的散发病例，可结合组织病理明确诊断。③由于该病可有恶变，故对局限性的皮损应予以切除或破坏；嘱播散型患者接受定期随访，为免延误治疗，给患者带来不必要的损失，希望皮肤科医师高度重视，确诊后对患者密切随访。

参考文献

1. 李娅娣，魏爱华，刘文斌，等．肛周疣状汗孔角化症：一种少见类型的汗孔角化症．实用皮肤病学杂志，2016，9（2）：141-142.
2. 孙瑞凤，连石，朱威．皮肤镜在汗孔角化症诊断中的应用进展．中国麻风皮肤病杂志，2018，34（1）：48-49.
3. 周怡，杨森．复杂性汗孔角化症的治疗进展．中国麻风皮肤病杂志，2013，29（4）：255-257.
4. 朱培秋，姜薇．汗孔角化症的临床表型及基因型研究进展．中国麻风皮肤病杂志，2018，34（9）：564-568.

第十三章 遗传性皮肤病

040 家族性良性慢性天疱疮 1 例

病历摘要

患者，女性，47 岁，主因“颈部、双腋下、乳房下、肘窝、脐周、腹股沟反复起红斑、水疱伴糜烂、疼痛近 20 年，加重 10 余天”于 2016 年 12 月 17 日入院。

[现病史] 患者 1996 年双腋下出现钱币大小红斑，继之其上出现水疱，伴有糜烂、渗出，局部瘙痒偶有疼痛，先后多次就诊于当地诊所，诊断不详，给予中药、静脉注射抗菌药物治疗（具体用药不详），有时皮疹可较快干涸好转，有时效果欠佳，皮疹范围渐扩大，波及双腋下、脐周、腹股沟，食用八角、海鲜等会加重皮损。2016 年

前胸部再次出现多发黄豆大小红丘疹，瘙痒明显，皮疹渐波及双侧腋下、左肘屈侧、双乳下、双侧腹股沟，呈弥漫分布，境界清楚，伴有水疱、糜烂、渗液，疼痛明显（图 40-1），遂就诊于我科并收入院诊治。

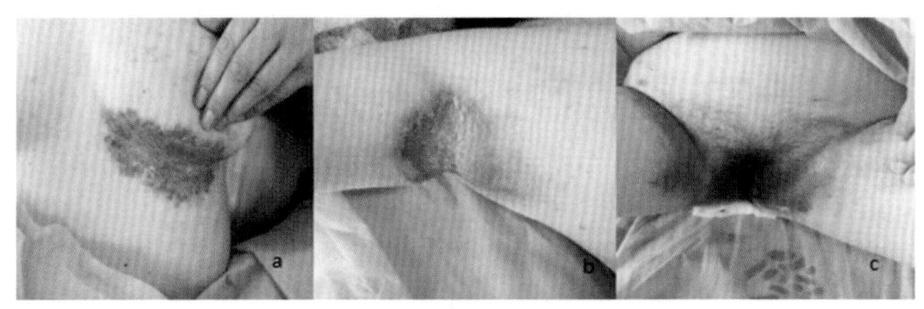

图 40-1　皮肤科检查

［既往史］ 高血压 5 年余，对海鲜过敏。

［家族史］ 父亲和弟弟有类似疾病。

［体格检查］ 体温 37.5 ℃，脉搏 110 次 / 分，呼吸 19 次 / 分，血压 157/110 mmHg，体重 74 kg。神清语利，心、肺、腹查体未见明显异常。

［皮肤科检查］ 颈部、双侧腋下、乳房下、肘窝、脐周、腹股沟弥漫暗红斑，其上有成群的绿豆至黄豆大小水疱，疱壁薄，尼氏征阳性，大部分已破溃露出红色糜烂面伴渗液结痂，部分糜烂面表面有黄色分泌物伴有臭味，触痛阳性。

［辅助检查］ 血常规：白细胞 6.50×10^9/L，红细胞 4.34×10^{12}/L，血红蛋白 131.0 g/L，血小板 212.0×10^9/L，嗜中性粒细胞 4.44×10^9/L，嗜酸性粒细胞 0.46×10^9/L。尿常规（–），肝肾功能未见明显异常，TPPA（–），RPR（–）。糜烂面分泌物培养 + 药敏：耐甲氧西林金黄色葡萄球菌（+），对万古霉素、阿莫西林棒酸等药物敏感。红斑处真菌镜检 + 培养均阴性。皮肤病理检查回报：表面渗液，结痂，表皮内棘层松解，呈倒塌样砖墙结构，真皮浅层血管周围大量淋巴

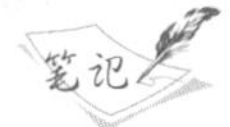

细胞，少量嗜酸性粒细胞浸润。符合家族性良性慢性天疱疮（familial benign chronic pemphigus）（图 40-2）。

［诊断］ 家族良性慢性天疱疮。

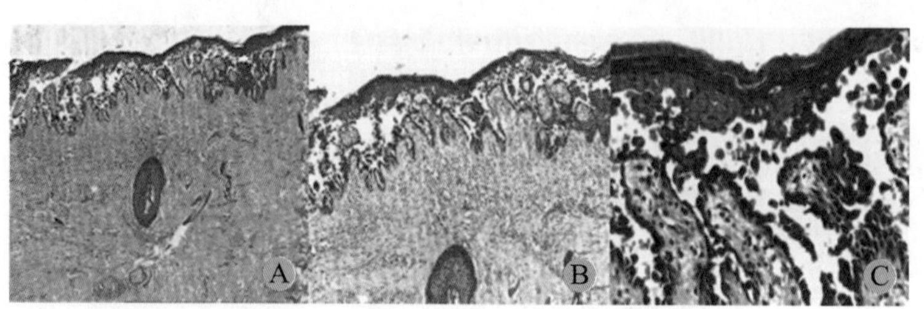

A：HE，×40　B：HE，×100　C：HE，×400

图 40-2　皮肤组织病理

［治疗］ 口服甲泼尼龙片 24 mg/ 次，1 次 / 天，多西环素片 100 mg/ 次，2 次 / 天；局部依沙吖啶液湿敷。经治 10 天后，患者疼痛减轻，暗红斑范围缩小，渗出减少，伴结痂出院。

病例分析

根据患者有明确的家族史，皮疹表现为皮肤皱褶部位的红斑、水疱、糜烂，结合组织病理结果诊断为家族性良性慢性天疱疮。该病是常染色体显性遗传性水疱性皮肤病，先天缺陷基因是位于染色体 3q21-24 的钙泵依赖性 ATP 酶基因（*ATP2C1*），该基因缺陷引起钙离子转运障碍，表皮角质形成细胞内高尔基体腔内钙离子浓度降低，进而导致桥粒结构异常、表皮松解。外界刺激，如感染、摩擦、紫外线照射和灼伤等可诱发，但最重要的激发因素是感染，如葡萄球菌、念珠菌或单纯疱疹病毒感染等，所以需要精心护理。

该病约 2/3 患者有家族发病史，多在青壮年时发病，无性别差异。好发于颈部、腋下、腹股沟、脐周、肛周或生殖器等皮肤皱褶部位，皮损表现为群集性松弛性水疱或大疱，易破溃遗留糜烂面和结痂，

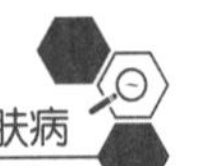

尼氏征阳性，或由于反复发作常呈增生性损害。皮损很少累及黏膜，有些患者的指甲会出现无症状的多发性纵向条纹。局部伴瘙痒，夏季恶化，冬季可自行缓解，病程较长，预后良好。

该病在早期易误诊，尤其是发生在男性阴囊、肛周易被误诊为“湿疹”。故对于夏重冬轻的“外阴湿疹”患者，应详细询问有无家族史，必要时做组织病理鉴别。该病的组织病理较特殊，早期损害有的像毛囊角化病，可发生基底层上裂隙，即“陷窝”。但在临床上，毛囊角化病皮疹发展呈慢性经过，轻度外伤不会引起细胞间粘连破坏，用维 A 酸类药物治疗有良效。而家族性良性慢性天疱疮的皮疹产生迅速且发展快，轻度外伤即可引起棘层松解，用中等强度的糖皮质激素局部治疗即可抑制皮损，其特征性病理改变为表皮内广泛的棘层松解，宛如倒塌的砖墙，直接免疫荧光为阴性。对于反复发作者，应与增生性天疱疮相鉴别，后者好发于中年人，无家族史，直接免疫荧光示 IgG 和 C3 沉积于表皮细胞间。

病例点评

①本例患者皮疹的特点是皱褶处弥漫红斑、糜烂、渗液，皮疹较单一，如果仅从临床特点看，临床易诊断为皮炎湿疹，但有一个明确而重要的诊断线索——家族史，其父亲和弟弟均患有此病，从而提示我们本例患者有可能是家族性良性慢性天疱疮。经皮损病理活检证实符合该病，因此仔细询问病史、家族史很重要。②该病目前治疗困难，应长期坚持局部护理，尽量避免不良刺激以免复发或加重病情。现有不少报道外用 0.1% 他克莫司软膏或 0.03% 吡美莫司软膏治疗有效。皮损泛发者需要口服抗菌药物来抑制蛋白酶活性和棘层松解，推荐选用红霉素和四环素类药物。对于难治患者，可尝试服用氨苯砜、糖皮质激素、甲氨蝶呤等药物进行治疗。

参考文献

1. 赵辨 . 中国临床皮肤病学 . 南京：江苏科学技术出版社，2010：1470-1472.
2. 张学军，涂平 . 皮肤性病学 . 北京：人民卫生出版社，2015：292-293.
3. LI X，ZHANG D，XIAO S，et al. Four novel mutations of the ATP2C1 gene in Chinese patients are associated with familial benign chronic pemphigus. Clin Exp Dermatol，2012，37（7）：797-9.
4. 迪尔克·M. 埃尔斯顿，塔米·弗雷格 . 皮肤病理学 . 张建中，主译 . 天津：天津科技翻译出版有限公司，2017：164-165.
5. 任芳，张敏，邓德权，等 . 家族性良性慢性天疱疮一例及文献复习 . 中国麻风皮肤病杂志，2016，32（6）：358-359.
6. 张启国，蔡良奇，黄一锦 . 中国慢性家族性良性天疱疮 ATP2C1 基因新的杂合无义突变一家系报告 . 中国皮肤性病学杂志，2015，29（12）：1213-1215.

第十四章 营养及代谢性皮肤病

041 老年男性不明原因的皮肤黏膜黑棘皮病1例

病历摘要

患者，男性，72岁，主因“屈侧皮肤黑褐色斑片、赘生物伴瘙痒1年半，伴吞咽困难、体重减轻1年”于2015年7月就诊于我科门诊。

［现病史］ 2013年10月无明显诱因双侧下肢皮肤出现灰黑褐色斑片、疣状赘生物，呈灰黑色天鹅绒样及乳头瘤样改变，皮肤进行性粗糙、增厚，伴瘙痒，不伴发热、疼痛，不伴头晕眼花、恶心呕吐、

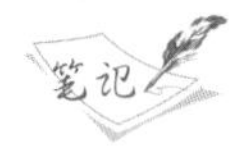

厌食乏力、记忆力减退、抑郁烦躁、失眠、低血压等不适。此后双侧腹股沟区、头面颈部、躯干、双上肢、双足、乳晕周围相继出现上述病变。2014 年 9 月口周出现多发疣状赘生物，伴口周麻木，口腔黏膜乳头状增生，增厚如杨梅状，2014 年 12 月出现吞咽困难，呈进行性加重，伴口干、乏力、咳嗽、咳痰，痰液黏稠不易咳出，不伴眼干、牙齿脱落、腮腺肿大、关节疼痛等不适，此后自感上述症状逐渐加重。2015 年 1 月于当地医院行胃镜检查示食管黏膜乳头样增生，胃底间质瘤；行肠镜检查示回肠末端黏膜隆起性质待定，溃疡？病理诊断：（小肠末端）慢性炎伴急性炎，其间可见淋巴组织增生及鳞化，行耳鼻咽喉内镜检查示咽喉乳头状瘤，行咽喉部乳头状瘤手术切除术及口周疣状赘生物刮除术，术后 1 个月上述症状复发，遂就诊于我科。自发病以来，精神、食欲尚可，睡眠欠佳，近 1 年半体重减轻约 10 kg。

[既往史] 慢性乙肝病史 22 年，慢性支气管炎、肺间质纤维化、肺大疱病史 3 年；曾行阑尾切除术、心脏搭桥手术及射频消融术；否认其他病史，否认食物、药物过敏史，否认烟酸、糖皮质激素、胰岛素等用药史，否认肿瘤、糖尿病及类似皮肤病家族史。

[体格检查] 体温 36.6 ℃，脉搏 80 次 / 分，呼吸 20 次 / 分，血压 109/59 mmHg，身高 160 cm，体重 60 kg。一般情况尚可。

[皮肤科检查] 头皮、面、躯干、四肢可见散发大小不等的褐色丘疹，表面粗糙；颈部、双腋下、腹股沟泛发黑褐色斑片、斑块、赘生物，呈天鹅绒样及乳头瘤样外观；双唇黏膜及周围皮肤、口腔颊黏膜、咽部可见群集淡褐色及红色乳头瘤样赘生物，约米粒至黄豆大小，左耳郭黑褐色斑疹、斑片，表面粗糙；舌面可见沟纹，舌侧面可见乳头瘤样赘生物（图 41-1）。中腹部可见一长约 18 cm 手术瘢痕，右下腹部可见一长约 8 cm 切口瘢痕。全身浅表淋巴结未触

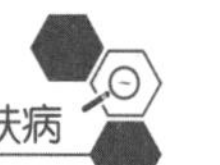

及肿大，无肝掌及蜘蛛痣，口唇无发绀，颈静脉无怒张，双肺中下部可闻及 Velcro 啰音，心界不大，心率 80 次 / 分，各瓣膜听诊区未闻及病理性杂音。腹软，无压痛、反跳痛。肝脾肋下未触及，移动性浊音阴性，双下肢无水肿。

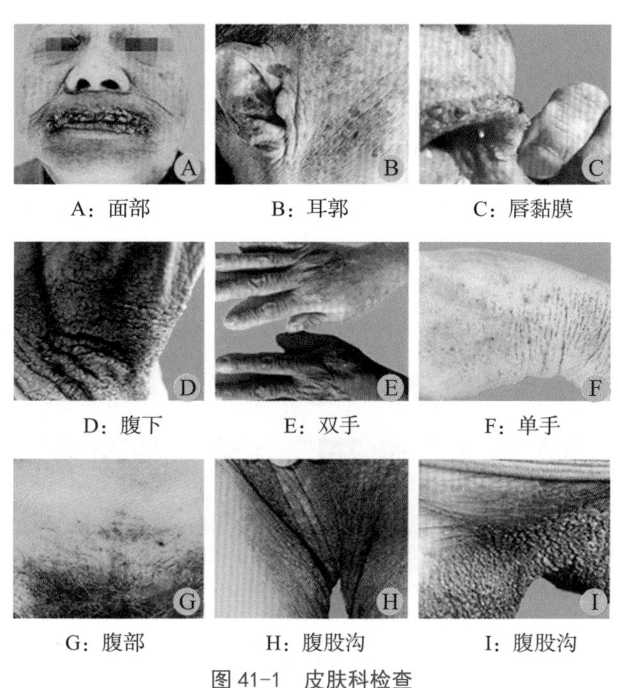

A：面部　B：耳郭　C：唇黏膜
D：腹下　E：双手　F：单手
G：腹部　H：腹股沟　I：腹股沟

图 41-1　皮肤科检查

［辅助检查］ 尿常规示潜血（+）。红细胞沉降率 50.00 mm/h。EB 病毒 DNA、人巨细胞病毒 DNA 阴性。风湿系列：抗核抗体阳性 1∶100 S，C- 反应蛋白 9.43 mg/L。结核感染 T 细胞斑点试验结果：混合淋巴细胞培养 + γ - 干扰素测定 B ＞ 50 SFCs/2.5 × 10^5 PBMC，混合淋巴细胞培养 + γ - 干扰素测定 A ＞ 50 SFCs/2.5 × 10^5 PBMC。结核杆菌抗体（–）。血常规、生化、凝血、胰岛素释放试验、C 肽试验、甲状腺功能、肿瘤标志物、肾上腺四项、性激素大致正常。胸部 X 线：间质性肺炎。 PET-CT：①上下颌牙龈周围及舌根部广泛代谢增高影，CT 未见异常；②左侧梨状窝点状代谢增高，CT 未见异常；

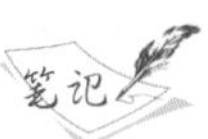

③食管上中段条形代谢增高，CT未见异常；④小肠点状代谢增高影（两处），CT未见异常；⑤结直肠广泛代谢增高，肠形分布，CT未见异常；⑥双肺间质性改变；⑦右肺上叶前段、尖段代谢增高结节，腔静脉气管间隙肿大并代谢增高淋巴结；⑧右下肺背段炎性病灶。腹部彩超：肝胆胰脾双肾未见明显异常。食管镜、胃镜：食管多发乳头状瘤，胃底黏膜下隆起待诊，慢性萎缩性胃炎伴糜烂，幽门螺杆菌（Helicobacter pylori，HP）（++）（图41-2）。食管活检病理诊断：食管中段、下段符合乳头状瘤（图41-3）。胶囊肠镜：小肠多发性息肉。病变皮肤行病检示角化过度，表皮乳头瘤样增生，真皮乳头指样向上突起，突起部分棘层变薄，真皮内无明显炎症细胞浸润。病理符合黑棘皮病（图41-4）。

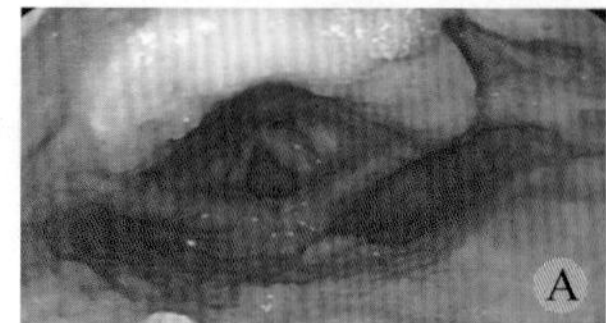

A：咽喉部　　B：食管部

图41-2　食管镜示食管多发乳头状瘤

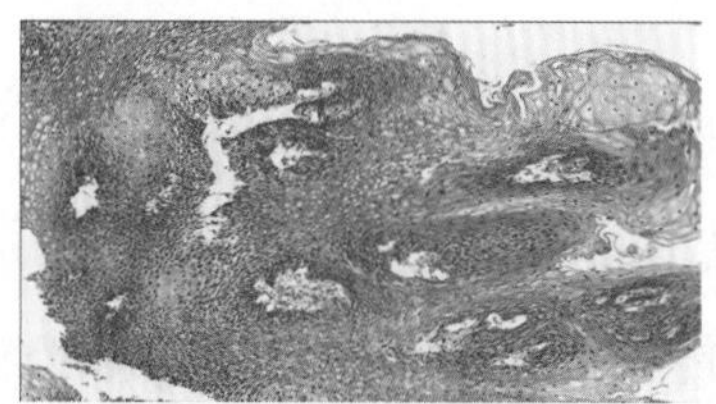

图41-3　食管病理符合乳头状瘤（HE，×40）

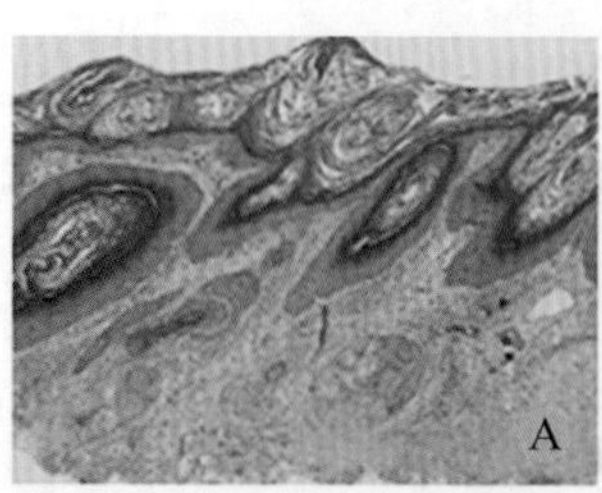

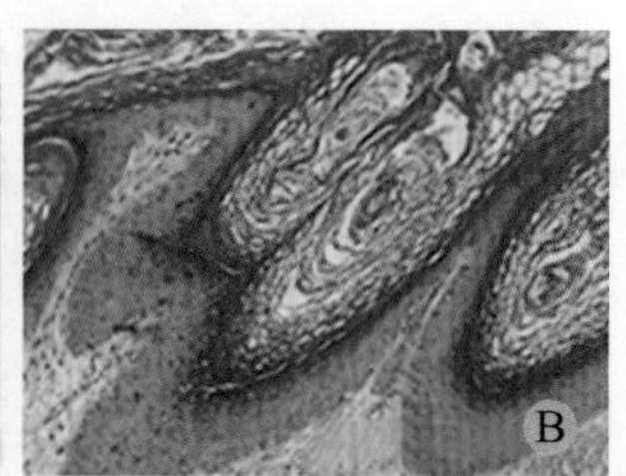

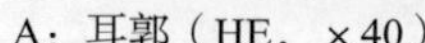

A：耳郭（HE，×40）　　B：耳郭（HE，×10）

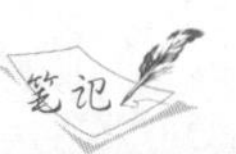

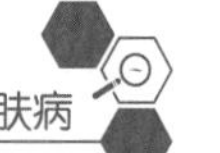

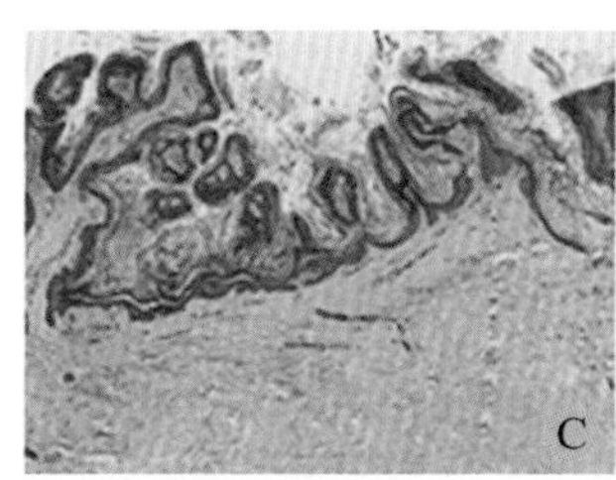

C：腹股沟（HE，×40）

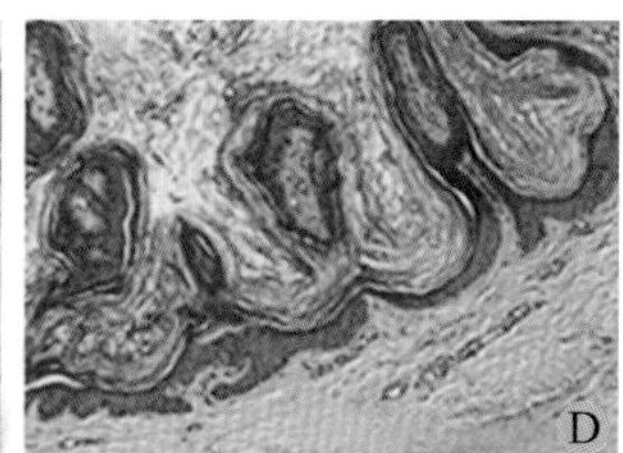

D. 腹股沟（HE，×100）

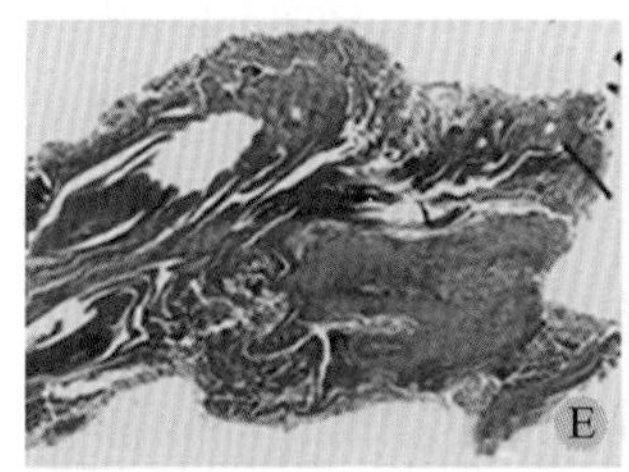

E. 口唇腹股沟（HE，×40）

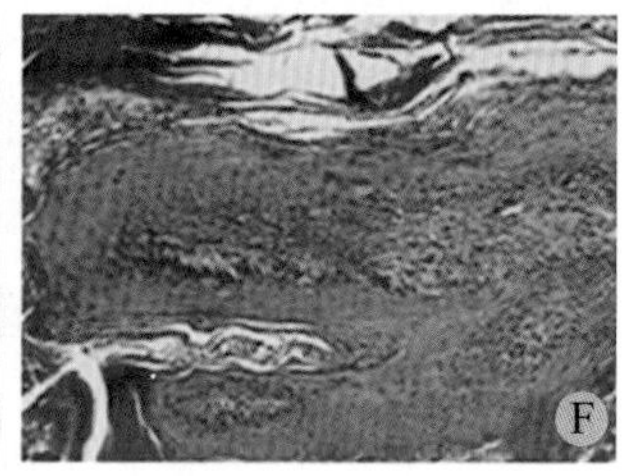

F. 口唇腹股沟（HE，×100）

图 41-4　皮肤组织病理

［诊断］　黑棘皮病（acanthosis nigricans，AN），食管乳头状瘤，慢性萎缩性胃炎伴糜烂，胃底黏膜下隆起待诊，小肠多发性息肉，末端回肠溃疡，肠结核不除外，慢性支气管炎，肺间质纤维化，肺气肿，肺大疱。

［治疗］　为求进一步诊治，患者及家属转北京大学第一医院行进一步检查，诊断与我科相符，治疗及预后仍在进一步随访中。

病例分析

AN 又称黑角化病，是一种罕见的皮肤病，首例 AN 是由 Pollitzer 和 Janovsky 于 1891 年报道。临床以皮肤色素沉着、角化过度、天鹅绒样增生、形成疣状赘生物为特征，可无自觉症状或伴瘙痒，皮损常对称分布于皮肤皱褶部位，如颈部、腋窝、肘前、腘窝、腹股沟、阴唇等，黏膜也可发生，但很少全身累及。通常将其分为 8 型：良性黑棘皮病、肥胖性黑棘皮病、恶性黑棘皮病、症状性黑棘皮病、肢端黑棘皮病、单侧性黑棘皮病、药物性黑棘皮病和混合性黑棘皮病。也有人将其分为良性和恶性黑棘皮病。各型皮损基本相同，

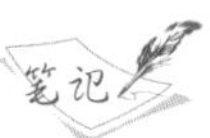

但严重程度、受侵范围有所区别。根据典型色素性棘状突起性皮损、角化过度和病理特征不难诊断。

AN 中有 20% 为恶性黑棘皮病（malignant acanthosis nigricans，MAN），MAN 好发于 50 岁以上的中老年人，其与恶性肿瘤同时发生者占 61%，发生于之前者占 17%，之后者占 22%。70% ～ 80% 的 MAN 和腹部恶性肿瘤相关，尤其是胃腺癌。与良性 AN 相反，MAN 以突然开始、迅速发展、累及范围广、黏膜及黏膜交界处受累为主要特征。据报道，有 53% 的患者会出现口腔黏膜损害，可侵及双唇、牙龈、舌、上颚，个别病例会引起全身皮肤受累或伴发 Leser-Trelat 综合征、鲜红色乳头状瘤、牛肚手掌征。不论是良性或恶性黑棘皮病，其病理组织学都表现为表皮角化过度、乳头瘤样增生、基底层轻度色素沉着，因此，病理检查无法区分良、恶性。

本例患者无论临床表现还是组织病理都符合 AN，因此诊断明确。但 AN 可以是单独一种疾病，也可以伴发恶性肿瘤。该患者为老年男性，皮损范围广，侵及黏膜，伴吞咽困难，有食管乳头状瘤、小肠多发性息肉，短时间内体重减轻 10 kg，首先应高度怀疑 MAN。本患者行 PET-CT 提示多处点状代谢增高影，但并未发现实体恶性肿瘤，考虑皮损先于肿瘤发生可能，仍应警惕恶性肿瘤，尤其是胃腺癌，需嘱患者定期复查消化道内镜、胸部 X 线、腹部彩超等。此外导致 AN 的还有其他病因。该患者无 AN 家族史，无特殊用药史，营养中等，目前血糖、胰岛素释放试验、C 肽试验、甲状腺功能、肾上腺系列、性激素、风湿系列均未见明显异常，暂不考虑是遗传、肥胖、用药、内分泌紊乱引起。因良性 AN 皮损主要与性激素异常及内分泌紊乱有关，需嘱患者定期复查上述指标。

病例点评

AN 有其独特的临床表现及组织病理特点，诊断并不难，难在帮助患者查找可能的诱发因素，尤其是怀疑 MAN 者应尽早检查发现肿

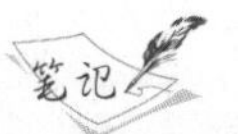

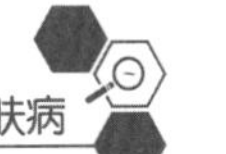

瘤病灶，早诊断、早治疗对疾病的预后至关重要。AN 的病因复杂，发病机制尚不明确，目前的观点认为良性 AN 主要与性激素异常及内分泌紊乱有关，常见于肥胖者，胰岛素抵抗、肥胖、药物、肾移植都可能与其相关。MAN 与肿瘤转化生长因子的负转录调控、肿瘤分泌产物包括多种激素或炎性因子导致的免疫失衡、代谢综合征尤其高血糖水平等因素有关。AN 的治疗应根据临床类型进行对因治疗和对症治疗。

关于 AN 的许多病例报道（包括那些并没有严重皮损的病例）都提出要高度警觉肿瘤，尤其是发生皮损的老年人，即便是一些相对皮肤表现局限、仅仅认为是美观问题的病例，也很有必要彻底排查肿瘤疾病。因此对 AN 患者，一定要尽快进行全面的皮肤检查、实验室检查、影像学检查及病理组织学检查，及早诊治。本例患者临床表现倾向于 MAN，但完善大量检查后仍未找到原发病灶或可能诱因，因此建议其定期复查，如有不适及时就诊。

参考文献

1. NG H Y. Acanthosis nigricans in obese adolescents：prevalence，impact，and management challenges. Adolesc Health Med Ther，2016，8：1-10.
2. 董舒，张皓，刘渊，等 . 胃印戒细胞癌伴发黑棘皮病 1 例报道及文献分析 . 中国癌症杂志，2019，29（6）：463-467.
3. RIZWAN M，IFTIKHAR N，SARFRAZ T，et al. Malignant acanthosis nigricans：an indicator of internal malignancy. J Coll Physicians Surg Pak，2019，29（9）：888-890.
4. SINGH S K，AGRAWAL N K，VISHWAKARMA A K. Association of acanthosis nigricans and acrochordon with insulin resistance：a cross-sectional hospital-based study from north India . Indian J Dermatol，2020，65（2）：112-117.
5. 郑云燕，吴昌平，杨玉花 . 以皮肤病为首发症状的内脏恶性肿瘤临床分析 . 临床探讨，2013，51（32）：131-133.

042 网状红斑性黏蛋白病 1 例

病历摘要

患者，女性，81 岁，主因“周身红斑、丘疹半年余，伴瘙痒”入院。

［现病史］ 患者半年前面部出现潮红肿胀，伴有灼热感，后红斑逐渐累及躯干、四肢，其上散在丘疹，间断有瘙痒感。口服中药治疗 1 个月（具体不详），效果不佳，后于外院查抗链球菌 O 约 500 IU/mL，诊断为“丹毒”，改为静脉注射青霉素治疗 1 月余，抗链球菌溶血素 O 值有下降，瘙痒感消失，皮疹无明显变化。病程中不伴有发热、乏力、咽痛、关节肌肉疼痛等不适。为明确诊断遂来我院。

［既往史］ 体健，否认外伤手术史，否认食物、药物过敏史。

［体格检查］ 系统检查未见明显异常。

［皮肤检查］ 周身皮肤干燥，面部潮红肿胀，胸背部、双上肢泛发米粒至黄豆大小红斑、丘疹，部分红斑融合成片，压之褪色（图 42-1）。

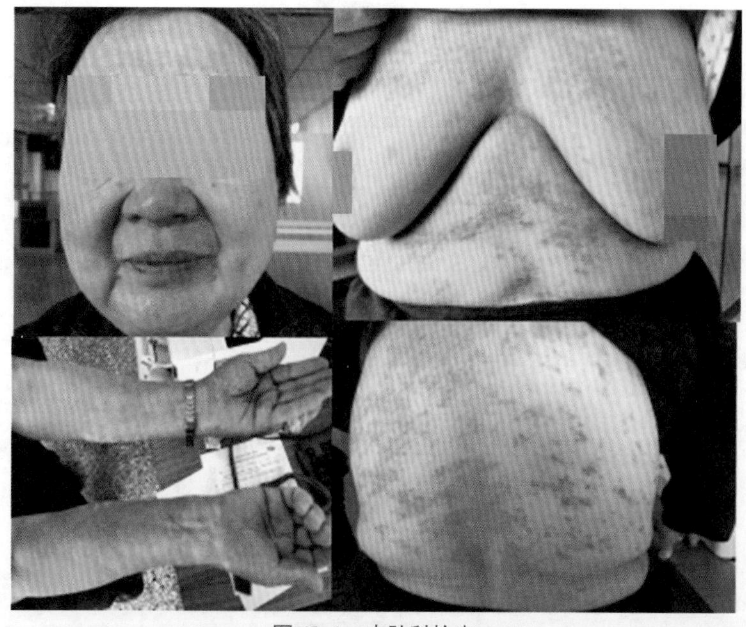

图 42-1 皮肤科检查

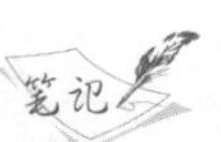

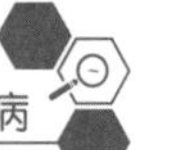

［辅助检查］ 白细胞 2.74×10^9/L，红细胞沉降率 43 mm/h，抗链球菌溶血素 O 263 IU/mL，C- 反应蛋白 9.04 mg/L，叶酸 10.10 nmol/L，尿常规、便常规、甲状腺功能、免疫球蛋白、凝血系列、风湿系列、多肿瘤标志物等均大致正常。皮肤病理报告：送检皮肤及皮下组织，表皮轻度角化过度，表皮无著变，真皮浅层小血管及皮肤附属器周围少量淋巴细胞浸润，多灶胶原纤维间可见黏液样物伴淋巴细胞浸润及少量组织细胞反应（图 42-2）。特殊染色结果：抗酸（–），PAS（–），ABPAS（+）（图 42-3）。

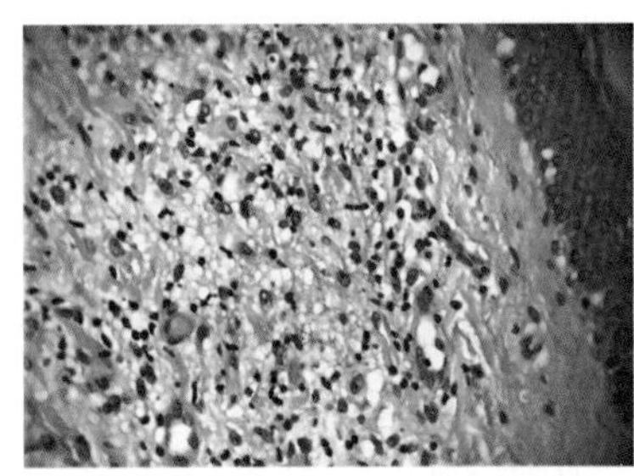

图 42-2 皮肤组织病理（HE，×200）

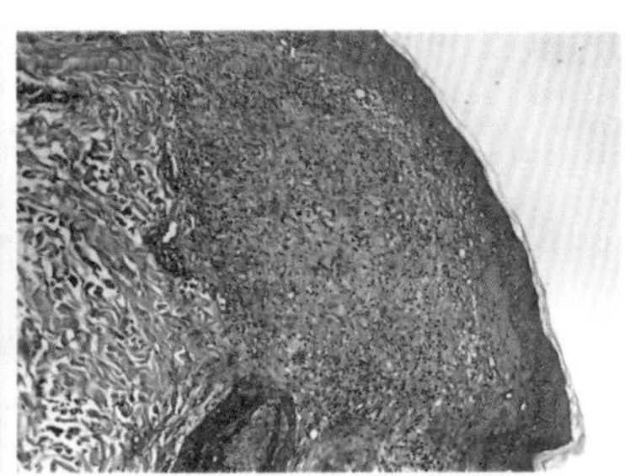

图 42-3 阿新蓝染色阳性（ABPAS，×100）

［诊断］ 网状红斑性黏蛋白病。

［治疗］ 给予小剂量糖皮质激素及硫酸羟氯喹片口服，外用丙酸氟替卡松乳膏，部分皮疹消退，面积缩小，目前仍在随访中。

病例分析

皮肤黏蛋白病是指在真皮组织间隙中有以黏蛋白呈灶性或弥漫性沉积为特征的一组原发性结缔组织病，是由真皮中的成纤维细胞异常产生过多的黏蛋白所致。根据黏蛋白产生的原因，皮肤黏蛋白病分为原发性和继发性两大类。

网状红斑性黏蛋白病属于原发性弥漫性黏蛋白病，又称

REM 综合征、斑块样皮肤黏蛋白病（plaque-like form of cutaneous mucinosis）。该病是一种以胸、背部发生网状红斑、丘疹和斑块，真皮中有以黏蛋白沉积和淋巴细胞浸润为特征的少见的皮肤黏蛋白病。该病病因不明，紫外线可能是一个致病因素，因为 UVA 照射患者皮肤可诱发网状红斑和相同的组织病理改变。有些患者有单克隆副蛋白产生，提示存在免疫功能紊乱。免疫表型研究表明 REM 综合征与 Jessner 淋巴细胞浸润有潜在重叠。内分泌可能也有一定影响。

该病好发于中年女性，偶见于儿童。皮疹常在强烈日晒后出现，表现为淡红色网状片状红斑、丘疹、斑块。好发于胸和背部，尤其是胸骨上部和上背，面、臂、腹和腹股沟也可受累。皮疹多无痒感，但日晒后可有瘙痒。疾病呈渐进性发展。口服避孕药、月经和妊娠均可诱发该病。偶尔伴发其他疾病如甲状腺功能亢进、甲状腺功能减退、盘状红斑狼疮、血小板减少性紫癜、肿瘤等，有报道该病可演变为系统性红斑狼疮。组织病理表现为表皮正常，真皮中血管和毛囊周围有轻至中度单一核细胞浸润（主要是淋巴细胞和 FXIIIa+/HAS2+ 的树枝状细胞），胶原束间有黏蛋白沉积，阿新蓝染色阳性，甲苯胺蓝呈异染性。直接免疫荧光染色在基底膜见 IgM、IgA、C3 呈颗粒状沉积。本例患者为高龄女性，无妊娠、月经、避孕药及其他疾病等诱因，但临床表现、病理组织检查符合网状红斑性黏蛋白病。需注意与多形日光疹、Jessner 皮肤淋巴细胞浸润和肿胀性红斑狼疮等疾病鉴别。该病治疗以口服抗疟药如氯喹、羟氯喹、阿的平和外用防光剂有效。有报道脉冲燃料激光治疗能使皮疹消退。

病例点评

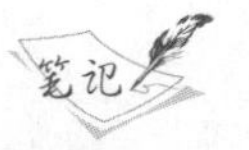

①患者入院时曾考虑过敏性皮炎，先给予小剂量糖皮质激素治

疗，明确诊断后及时给予硫酸羟氯喹片口服，皮疹明显变暗，无瘙痒感，证明抗疟药治疗有效。②本例患者年龄较大，且无妊娠、月经、避孕药及其他疾病等诱因，因此在临床工作中，针对此类皮疹不应只考虑好发群体，以避免误诊及漏诊。③网状红斑性黏蛋白病部分患者可伴发甲状腺功能亢进、甲状腺功能减退、盘状红斑狼疮、血小板减少性紫癜、肿瘤等疾病，本例患者甲状腺系列及风湿系列抗体均为阴性，但有继发性血细胞减少，同时红细胞沉降率快，抗链球菌溶血素 O 高，青霉素治疗效果差，是否与该病相关尚不明确。

参考文献

1. 赵辨 . 中国临床皮肤病学 . 南京，江苏科学技术出版社，2010：1402-1405.
2. 吴瑞斌，顾小平，吴燕，等 . 网状红斑性黏蛋白病 1 例 . 中国麻风皮肤病杂志，2015，31（2）：120-121.
3. MEEWES C，HENRICH A，KRIEG T，et al. Treatment of reticular erythematous mucinosis with UVA1 radiation. Arch Dematol，2004，140（6）：660-662.

第十五章 和皮肤有关的综合征

043　SAPHO 综合征 1 例

病历摘要

患者，女性，51 岁，主因“间断前胸壁肿痛伴颈部、腰部、背部痛 7 年，加重 1 周余”入院。

[现病史]　患者 7 年前出现双侧前胸壁疼痛，咳嗽时尤为明显，未予重视。4 年前出现颈部、胸部、背部及腰部疼痛，躯干屈曲后仰受限，自行服用“布洛芬”后疼痛减轻，上述症状时重时轻，疼痛以晨起时较重，活动后可减轻，夜间腰背部疼痛明显，不能仰卧，翻身困难，服用“罗红霉素、布洛芬”后有所改善。3 年前双手掌及

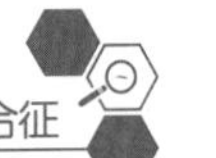

足底出现红斑、脓疱伴瘙痒，脓疱破溃后疼痛，皮疹反复发作，未予诊治。1 年前起胸壁及腰背痛加重，不能耐受，先后就诊于多家省市级医院等给予消炎、止痛、针灸等治疗，效果均不满意，遂来我院，诊断为 SAPHO 综合征。患者自发病以来，无明显发热、颜面红斑、光敏、脱发、口干、眼干、口腔溃疡等症状，精神欠佳，食欲可，睡眠较差，无明显体重减轻。

[个人史] 对磺胺药过敏。

[既往史、家族史及婚育史] 无特殊。

[皮肤科检查] 双手大小鱼际肌及足底可见弥漫暗红斑，上有小米粒大小聚集性脓疱，疱液呈黄色，疱壁较厚，破溃后呈领圈样脱屑。胸廓对称，第 1 肋胸锁关节畸形，胸骨及胸肋关节压痛（+），咳嗽或深呼吸时疼痛加重。脊柱生理弯曲存在，三向活动受限，翻身困难。胸椎、腰椎棘突压痛（+）。胸廓活动度 2 cm，指地距 75 cm，枕墙距 0，Schober 试验 2.5 cm；双侧髋关节屈曲、外展正常，双侧 Thomas 征（+），双侧“4”字试验（+），双膝关节无压痛、肿胀，浮髌试验（–）；双下肢无水肿。

[辅助检查] 红细胞沉降率 25 mm/h；C- 反应蛋白 20.2 mg/L；HLA-B27、RAs、抗 ENAs 均为阴性。骶髂关节 CT：双侧骶髂关节略狭窄，关节面毛糙。胸部 X 线：第 1 肋软骨明显增宽硬化（图 43-1）；腰椎 X 线呈退行性变（图 43-2），胸椎 X 线无明显异常。

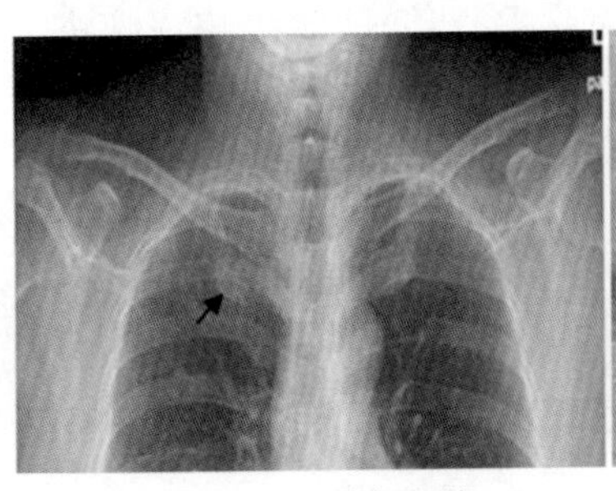

图 43-1　胸部 X 线

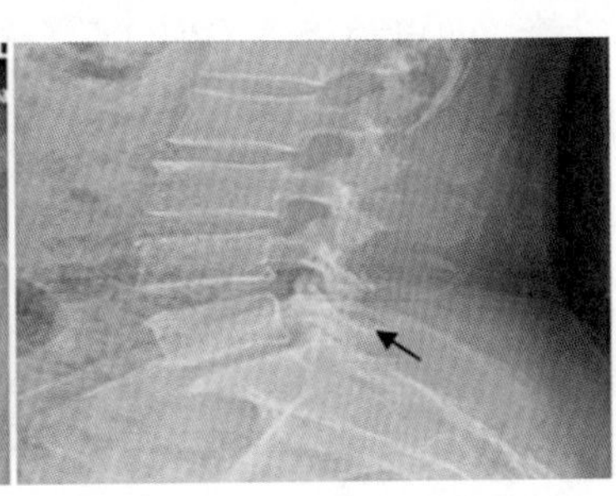

图 43-2　腰椎 X 线

髋关节 MRI 示双髋关节积液（图 43-3），骨扫描回报双侧胸锁关节及第 4、第 5 腰椎核素异常浓聚（图 43-4）。其余辅助检查均正常。

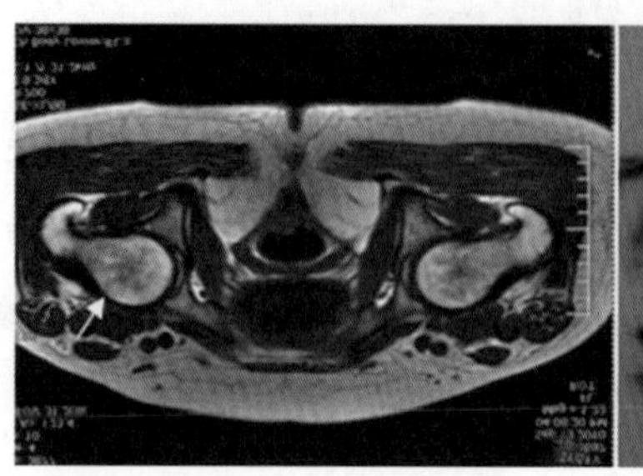
图 43-3 髋关节 MRI

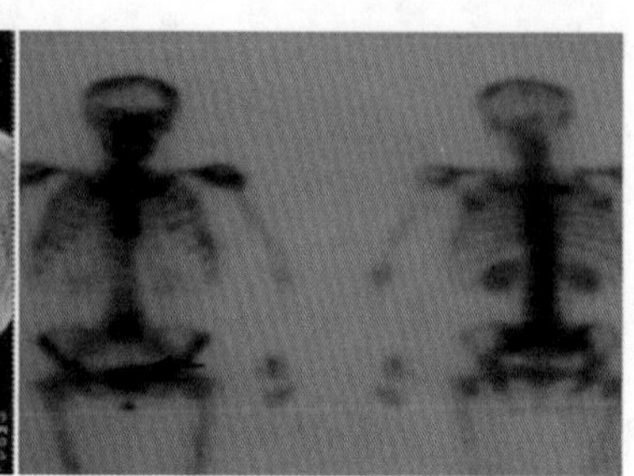
图 43-4 骨扫描

［诊断］ SAPHO 综合征。

［治疗］ 给予复方倍他米松 1 mL 注射，非甾体抗感染药、来氟米特、重组人肿瘤坏死因子受体 - 抗体（益赛普）25 mg/ 次、2 次 / 周皮下注射联合局部超短波理疗，上述方法治疗 1 周后仍自觉疼痛，遂给予甲泼尼龙 40 mg/d，静脉输注 3 天后疼痛及掌跖脓疱均明显改善，红细胞沉降率也降至 12 mm/h。

病例分析

Charnot 等于 1987 年首次提出滑膜炎、痤疮、脓疱病、骨肥厚、骨炎综合征，并取这 5 种疾病的英文名称首字母命名为 SAPHO（synovitis acne pustulosis hyperostosis osteitis）综合征。符合下述条件之一者，即可诊断 SAPHO 综合征：①特征性脓疱疮或痤疮，无菌性滑膜炎、骨肥厚或骨炎；②无菌性滑膜炎、骨肥厚或骨炎，累及中轴骨或外周骨（特别是前胸壁、椎体骶髂关节），有或无特征性皮肤病变；③无菌性滑膜炎、骨肥厚或骨炎，累及中轴骨或外周骨（特别是儿童多个长骨的干骺端），有或无皮肤病变。本例患者有典型的骨关节炎和掌跖脓疱表现，符合 SAPHO 综合征的诊断标准。

该病病因不明，可能与感染相关，但多数学者认为该病是自身免疫性疾病，将其归为血清阴性的脊柱关节病。临床表现主要包括骨关节病变和皮肤病变，两者不一定平行，病程呈迁延性和自限性，临床上以间断复发和缓解为特点，但大多数预后良好。骨关节改变包括滑膜炎、骨肥厚和骨炎，表现为受累骨关节处肿痛，有压痛，间断发作，以胸肋锁区的骨硬化和骨肥厚最具特征性。常见的皮肤病变包括脓疱疮和重度痤疮等，其发生率占 SAPHO 综合征的 20% ～ 55.7%，可先于、同时或后于骨关节病变 2 ～ 3 年，甚至更久，但需要注意的是皮肤病变在该病的诊断中并非必要条件。

实验室检查和病理检查均无特异性，但影像学检查在诊断中有重要指导意义。骨关节病变可累及中轴骨和外周骨，影像学表现为受累骨增粗、硬化，髓腔变窄，有些出现骨质破坏；肌腱韧带附着处新骨形成；受累关节变窄甚至消失。骨扫描有助于显示骨内的异常代谢活动，“牛头征”（显影剂在胸肋锁区蓄积成牛角状外形）的出现即是胸肋锁区骨代谢活动增加的高度特异性的表现。

本例患者检查结果符合上述 SAPHO 综合征的影像学特征，但由于其皮疹与关节炎 4 年后才发生，故导致误诊。在治疗方面，由于 SAPHO 综合征治疗主要参照血清阴性的脊柱关节病，因此仍以非甾体抗感染药物、抗风湿药及小剂量激素为主。本例患者在接受一线及二线药物治疗后，此次就诊时尝试使用肿瘤坏死因子拮抗剂，但皮疹改善不明显。近十年也有大量关于生物制剂治疗该病的研究报道，发现生物制剂对关节疼痛症状的缓解效果较好，但皮损改善却良莠不齐，而且存在继发感染等风险。因此，生物制剂在该病的应用仍为三线治疗。

笔记

病例点评

SAPHO 综合征是以骨关节炎和嗜中性粒细胞性皮病为主要表现的一种综合征，其诊断主要依赖于临床表现和影像学检查。值得注意的是由于骨关节炎损伤和皮损的发生次序并无固定规律，由此导致该病较高的误诊率。皮肤科医师需要提高对类似综合征的认识，在临床中遇到掌跖脓疱病、严重痤疮甚至化脓性汗腺炎患者时，注意询问有无关节肿痛的症状和病史，也可借助影像学检查来明确诊断，从而降低误诊率。关于生物制剂的临床应用，首先其不作为治疗的一线选择，通常用于顽固性病例或不宜使用激素的患者；其次，我们在肯定生物制剂疗效的同时，尤其要对患者病情严格把关，必须排除潜在感染的风险，这样才能更加安全有效的运用此类药物。

参考文献

1. 张亚男，霍健伟，温庆祥，等 . SAPHO 综合征影像学表现及误诊、漏诊原因分析 . 放射学实践，2019，34（1）：55-59.
2. 王卫涛，郑朝晖，谢荣华，等 . SAPHO 综合征患者临床特征分析 . 中国全科医学，2019，22（36）：4482-4487.
3. FIRINU D，GARCIA-LARSEN V，MANCONI P E，et al. SAPHO syndrome：current developments and approaches to clinical treatments. Current Rheumatology Reports，2016，18（6）：35.
4. LI C，ZUO Y Z，WU N，et al. Synovitis，acne，pustulosis，hyperostosis and osteitis syndrome：a single centre study of a cohort of 164 patients. Rheumatology（Oxford），2016，55（6）：1023-1030.

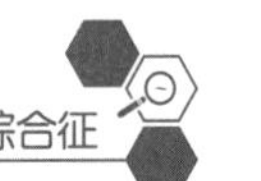

044　以皮肤为首发表现的 Castleman 综合征 1 例

病历摘要

患者，女性，56 岁，主因“全身反复红色斑片 5 年余、双下肢水肿 20 余天”就诊。

[现病史]　患者 5 年前躯干、四肢反复泛发红色至暗红色斑片，不伴瘙痒，20 天前出现双下肢水肿，双侧基本对称，呈可凹性，活动后加重，休息后略有缓解，不伴双眼睑水肿。同时发现尿液中泡沫增多，久置后不消失。无尿急、尿频、尿痛。就诊于当地县医院，查尿常规：尿蛋白（+++），血肌酐 102.1 μmol/L，未诊治。于某集团医院复查尿蛋白仍为（+++），白蛋白 23.9 g/L，为进一步治疗转入我院肾内科。患者近 20 天体重下降 3 kg。

[既往史]　高血压，平素口服降压药。

[个人史及婚育史]　无特殊。

[家族史]　有高血压家族史。

[体格检查]　血压 145/85 mmHg。

[皮肤科检查]　腋窝腹股沟可触及肿大的淋巴结，无压痛、活动度好。四肢及躯干泛发紫褐色斑片，境界清楚，压之不褪色，皮温正常；双下肢轻度可凹性水肿，基本对称（图 44-1）。

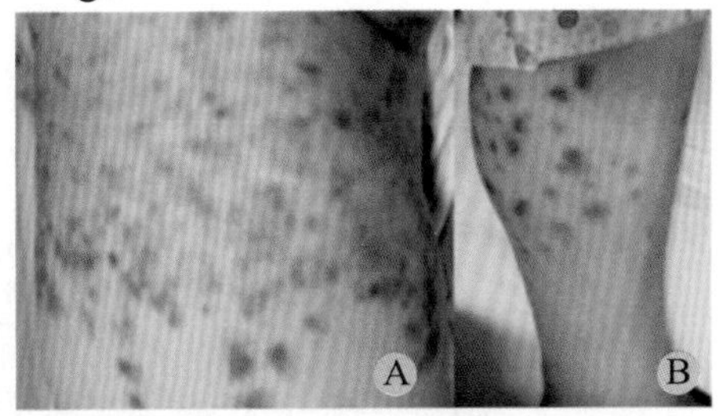

A：躯干泛发紫褐色斑片　B：下肢轻度水肿，散在紫褐色斑片

图 44-1　皮肤科检查

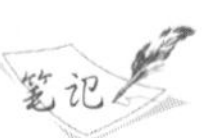

［辅助检查］ 血常规：白细胞 14.4×10^9/L，血红蛋白 77.3 g/L，血小板 655.0×10^9/L。尿常规：蛋白质（++）。生化：白蛋白 20.82 g/L，球蛋白 49.25 g/L，尿素氮 9.89 mmol/L，肌酐 125.00 μmol/L。20 小时尿蛋白测定 20.82 g/L。骨髓瘤六项：免疫球蛋白 G 21.10 g/L，免疫球蛋白 A 6.18 g/L，免疫球蛋白 M 4.06 g/L，轻链定量 κ 24.40 g/L，轻链定量 λ 10.80 g/L。风湿筛查：红细胞沉降率 94 mm/h，抗核抗体阴性，抗链球菌、C- 反应蛋白略高。术前免疫、多肿瘤标志物、ANCA、MPO+PR3、风湿确诊试验均阴性。胸腹盆腔 CT：纵隔及双侧腋窝多发淋巴结肿大。骨穿结果：未见浆细胞明显增生，除外骨髓瘤肾损伤。肾穿刺活检病理：系膜增生性肾小球肾炎伴新月体形成。淋巴结活检病理：淋巴滤泡萎缩，血管滤泡呈同心圆状排列，滤泡间浆细胞弥漫成片，浆细胞分化成熟（图 44-2）。免疫组化结果：CD3 灶（+）、CD20 生发中心（+）、CD38 浆细胞（+），Mum-1 灶（+），IgG4（+），CD21 滤泡 FDC（+），Cyclind-1 灶（+），κ（+），λ（+），Ki-67 10%，Bcl-2（+），Bcl-6（+–）；符合 Castleman 病（浆细胞型）（图 44-3）。

皮肤组织病理检查：表皮无显著变化，基底细胞色素增加，真皮浅层至皮下可见淋巴细胞聚集形成的结节样改变，血管、毛囊、汗腺等附属器周围可见弥漫淋巴细胞、浆细胞浸润，伴淋巴滤泡形成，周围浆细胞呈成熟浆细胞形态，弥漫分布（图 44-4）。

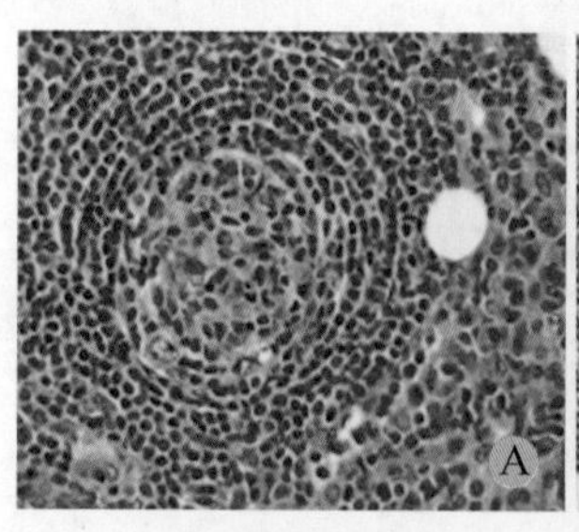

A：HE，×400

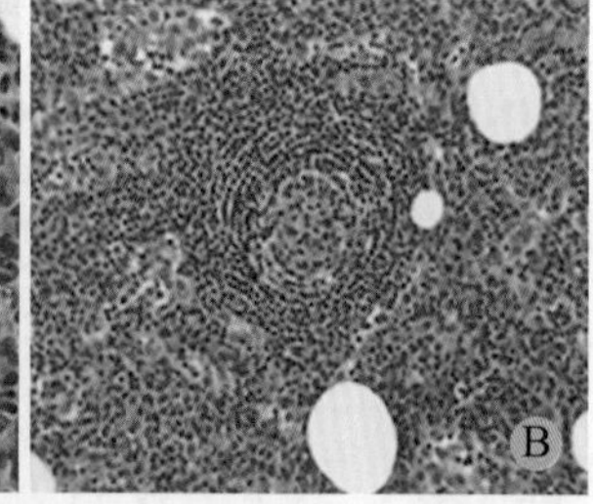

B：HE，×200

图 44-2　淋巴结活检病理

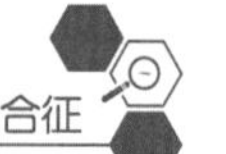

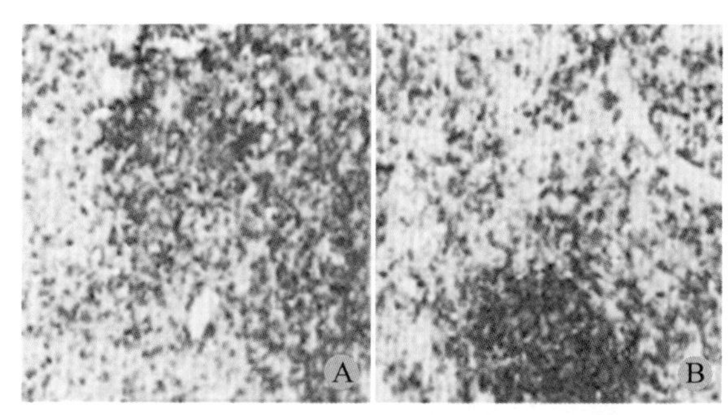

A：CD3（+）　　B：CD20（+）

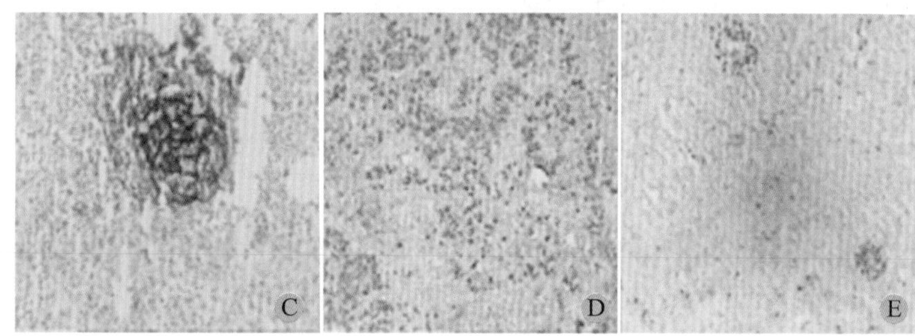

C：CD21 滤泡 FDC（+）　　D：Kappa（+）　　E：Ki-67 10%（+）

图 44-3　免疫组化

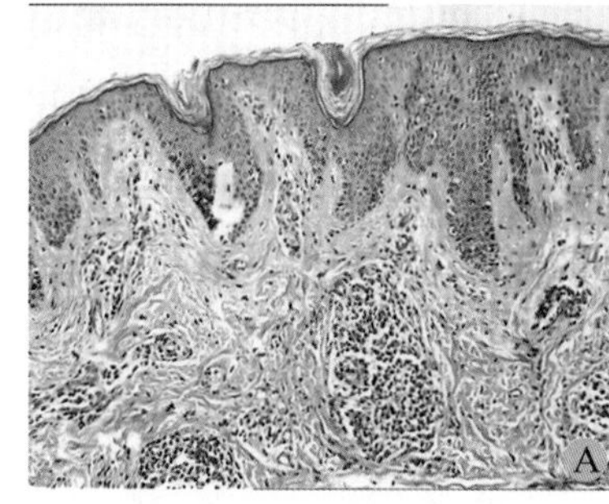

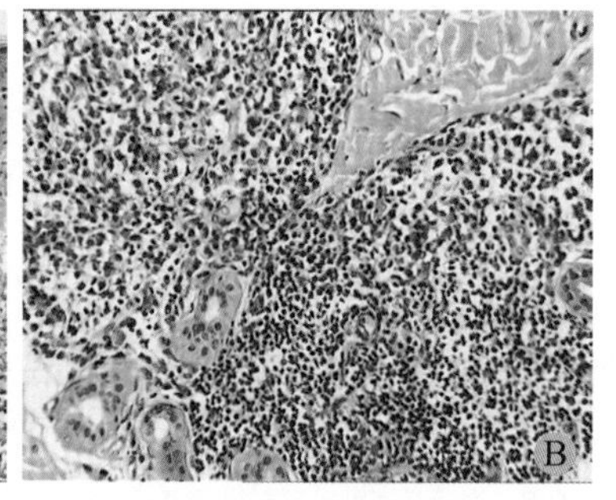

A：基底细胞色素增加，真皮浅层至皮下可见淋巴细胞聚集形成的结节（HE，×100）　　B：真皮可见淋巴细胞聚集形成的结节（HE，×200）

图 44-4　皮肤组织病理

[诊断]　Castleman 综合征。

[治疗]　给予对症治疗。

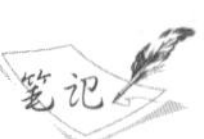

病例分析

Castleman 病是罕见的淋巴结疾病，有各种各样的临床表现形式，为原因不明的反应性淋巴结病（reactive lymphadenopathy）之一，是以无痛性巨大淋巴结肿大为突出临床特点的一种慢性淋巴组织增生性疾病。约 1/3 的病例发生在纵隔。临床较为少见，由 Castleman 在 1956 年首先报道。该疾病主要发生在年轻人，更多发生在女性，儿童很罕见。

Castleman 病的病因及发病机制仍不十分清楚，存在许多理论，如免疫功能不全的状态、慢性炎症或感染及自身免疫过程。目前多认为与病毒感染有关，如疱疹病毒。病理上分为透明血管型（HV）、浆细胞型（PC）和多中心型。在临床分为两型，即局限型和泛发型。

常见的全身症状有发热、贫血、红细胞沉降率快、高丙种球蛋白血症和白蛋白减少。多中心型可伴发 POEMS 综合征。尚有一些特殊的表现，如皮肤淀粉样变性、肾病综合征、皮肤黏膜大疱、血小板减少性紫癜、自身免疫性血细胞减少、骨髓纤维化、口角口腔炎、干燥综合征等。我国学者报道数例 Castleman 病合并副肿瘤性天疱疮的病例。这些患者均是首先表现为皮肤黏膜的水疱等皮损，病理组织检查和系统检查为 Castleman 病。总之皮肤为首发表现的 Castleman 病较少见，表现也多种多样，可以是水疱、红斑、苔藓样变等。

该病的诊断只能通过组织学检查证实。手术治疗是治疗 Castleman 病的首选，但彻底切除肿瘤，尤其是多中心型是不可能的。多中心型 Castleman 病长期预后较差，最终可导致肾或肺的并发症，若病变侵及少数部位，亦可手术切除，术后加用化疗或放疗。病变广泛者可以进行化疗，大多可获部分缓解。本例患者有多系统损伤，已给予对症治疗。

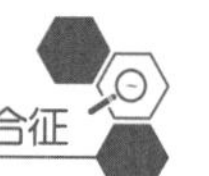

病例点评

①根据患者全身红色至暗红色斑片，压之褪色，不伴瘙痒，皮损反复出现，皮肤组织病理可以看到真皮有淋巴细胞聚集形成的结节状改变。伴有肾脏系统的损伤，同时有多部位的淋巴结肿大，病理活检诊断为 Castleman 病（浆细胞型），可确诊。②该病可误诊为过敏性皮炎、色素性荨麻疹等，但抗过敏药物和糖皮质激素治疗效果不佳。提示临床医师对于反复发生的不明原因的皮损应该全面考虑，特别是伴有淋巴结肿大的患者，要考虑少见的 Castleman 病，可能是疾病在皮肤的早期表现。

参考文献

1. BORIE R，RIQUET M，DANEL C，et al. Focus on mediastinal Castleman disease. Rev Pneumol Clin，2013，69（6）：354-357.
2. SÁNCHEZ DE TOLEDO SANCHO J，FÀBREGA SABATÉ J，MARHUENDA IRASTORZA C，et al. Castleman disease. An Pediatr（Barc），2005，63（1）：68-71.
3. MACEDO J E，ABREU I，MARQUES M，et al. A clinical case of Castleman's disease. J Thorac Oncol，2007，2（3）：259-260.
4. WANG L，BU D，YANG Y，et al. Castleman’s tumours and production of autoantibody in paraneoplastic pemphigus. Lancet，2004，363（9408）：525- 531.
5. 朱学骏，王京，陈喜雪，等 . 伴发副肿瘤性天疱疮的 Castleman 瘤附 10 例报告 . 中华皮肤科杂志，2005，38（12）：745-747.
6. 朱学骏，陈喜雪，涂平，等 . 伴局灶性 Castleman 病的副肿瘤性天疱疮临床及实验室研究 . 临床皮肤科杂志，2003，32（1）：7-10.
7. RIDOLFINI M P，ROTONDI F，GOURGIOTIS S，et al. Retroperitoneal Castleman's disease. A report of two cases and analysis of the literature. Chir Ital，2007，59（1）：53-61.